Récits de vie. Santé et maladie

Cette collection regroupe des récits de vie et témoignages divers concernant la santé, la maladie et aussi la guérison.

Dernières parutions

Hugo Caryl, *Guérisons. Récit d'une maladie heureuse*, 2025.
Lola Ronco, *Un soupir, Face aux troubles du comportement alimentaire*, 2025
Manuela Bonfanti, *Voleuse de mémoires. Histoires d'Alzheimer et d'autres maladies neurodégénératives*, 2025.
Bernard Laurent, *Mon engagement et nos actions face à la mucoviscidose*, 2025.
Philippe Crinelli, *Moi, Julie, jambe polio. Reconnaitre son handicap et avancer en vérité*, 2025.
Dominique Sanlaville, *Qui est fou, qui ne l'est pas ? Parcours d'un infirmier psy*, 2025.
Gaëlle Poussardin, *J'ai envie de me tuer Parcours bouleversant d'une fillette à Haut Potentiel Intellectuel (HPI)*, 2025.
Jean Gauthier, *Fais-moi partir. Euthanasie ou mort naturelle, comment choisir ?*, 2024.
Guillaume Robic, *Un AVC et devoir tout recommencer. Le temps de l'autre*, 2024.
Annick Clement, *Une vie presque rêvée, Au cœur de la médecine de l'enfant*, 2024.
Nolwenn Chauvière, *Sur-Vivante. Loin des chimères*, 2024.
Martine Colignon, *Du délire au songe en art-thérapie. Le chemin de Pierre, d'aspérités en avancées*, 2024.
Jean-Sébastien Morvan, *Itinéraire d'un enfant accidenté, Traces, trames, trajectoire*, 2024.
Catherine Bargibant, *Le travail, c'est la santé ? Dans la peau d'une soignante en burn-out*, 2024.
Annie Bléas, *Anamnésie*, 2024.
Alban Plantin, *Lumbago. Le kiné qui ne savait pas soigner son propre mal de dos*, 2023.

Sthétoscopie

Ce que les urgences
disent de nous

5-7, rue de l'École-Polytechnique, 75005 Paris

http://www.editions-harmattan.fr

ISBN : 978-2-336-58364-8
EAN : 9782336583648

Patrick Errard

Sthétoscopie

Ce que les urgences disent de nous

L'Harmattan

DU MEME AUTEUR

Romans et nouvelles

14 farces sur ordonnance (Edition Pariente ; 1993)
Les enfants de la Tuilerie (Editions Séguier ; 2007)
Sanskrit Aniti – Le souffle des âmes (Editions Séguier ; 2010)
H8N1 – le virus chinois (Editions Sagim ; 2013)
Thaô – le petit prince du Mékong (Editions L'Ecritoire ; 2022)

Essais

La philosophie au secours du management (Editions Odile Jacob ; 2015)
Une belle promenade de santé (Editions L'Harmattan ; 2019)
Travailler heureux – Philosophie du bonheur au travail (Editions Vérone ; 2024)

À toutes celles et à tous ceux qui font ma joie du mercredi…

Note de l'auteur : tous les cas-patients qui sont décrits dans ce livre sont inspirés d'histoires vraies. Les prénoms des patients et les initiales de leurs noms, ainsi que les dates ont été changés.

S'il y a, dans les cas relatés, plus de patientes que de patients, cela ne représente en rien un élément statistique sur le sexe-ratio des admissions aux urgences. Cela doit simplement nous rappeler que, hélas, les femmes prennent souvent moins soin de leur santé que les hommes.

Le titre, *Sthétoscopie*, est la contraction de « sthénos » (la force, l'action), « tau » (le rayon, l'environnement) et « scopia » (l'analyse). C'est là la raison de ce « h » curieusement placé !

1 — Genèse d'une vocation

« Une vie réussie est un rêve d'adolescent réalisé dans l'âge mûr »

Alfred de Vigny

J'ai toujours rêvé de faire médecine. Aussi loin que je me souvienne, tout petit, quand on me demandait ce que je voulais faire quand je serai grand, je répondais sans la moindre hésitation : « médecin ! ». Les autres enfants de mon âge voulaient être tour à tour pompier, gendarme, chef des armées, cascadeur, aviateur, pilote de course, bref, un métier qui soit la continuité logique des jeux auxquels nous nous livrions, mais moi, je voulais jouer au docteur ! Il m'arrivait de rester de longs moments dans le bureau de mon grand-père, Pierre Errard, à contempler son portrait où il posait en habit de chirurgien devant une grande bâtisse aux longues arcades, ressemblant à une de ces ailes de l'ancien hôpital de la Salpêtrière.

Je ne l'ai pas connu de son vivant. Chirurgien fraîchement sorti de son internat à la fin de la Première Guerre mondiale, il exerça son art dans la jolie ville de Vendôme où se trouvait notre maison familiale dont mon père hérita après la mort de ma grand-mère. À la clinique du Sacré-Cœur pour être précis.

Il y avait dans ce portrait toute une histoire. Celle d'un chirurgien fier de son statut, celle d'un militaire par la force des événements, celle d'un homme qui connut deux guerres et surtout, qui bénéficia au fil de l'eau des immenses progrès de la médecine, lui permettant ainsi de se livrer à des interventions de plus en plus complexes. Son visage rond, chaussé de petites lunettes rondes, ses cheveux épars soigneusement lissés sur le côté, cette discrète moustache que l'on devinait poivre et sel, et cette blouse partiellement recouverte d'un tablier blanc, lui donnaient un faux air de Philippe Noiret dans *Le Vieux Fusil*. Je contemplais cette photo sépia en rêvant de ses exploits.

J'imaginais sa silhouette charpentée, sortant d'une Delage, un petit matin d'hiver 1944, gravissant les escaliers en grès blanc de la Clinique du Sacré-Cœur, pour se rendre d'un pas pressé jusqu'à son bureau qui était logé au rez-de-chaussée du bâtiment principal. Sœur Marguerite, la panseuse du bloc, l'attendait, non sans avoir préparé, comme chaque matin, une grande tasse de café noir.

— Bonjour, ma Sœur, qu'avons-nous au programme ce matin ?

— Bonjour Docteur. Un estomac, un colon et une appendicite. J'ai déjà descendu au bloc Mme Le Brun, chez qui vous devez faire une résection gastrique. On est en train de la préparer.

— Bon, je prends mon café, une cigarette, et j'arrive.

Pierre s'assit doucement dans le vieux club au cuir tanné dont la couleur rousse se reflétait sur les murs laqués de blanc. Il posa sa tasse de café fumante sur l'accoudoir, étendit les jambes et alluma une cigarette en goûtant au plaisir subtil de la première bouffée matinale qu'il tirait d'une longue inspiration ; la tête renversée en arrière, il fixa le plafond immaculé en écoutant le petit bruit de froissement que le papier à tabac fait en se consumant. Il aimait cet instant qui précédait une longue intervention, et qui lui procurait un sentiment de plénitude. Il respira profondément comme pour mieux humer l'odeur de l'arabica mélangé aux effluves d'éther et d'alcool qui s'échappaient du bloc et imprégnaient le couloir jusqu'à son bureau.

Il pensait à cette femme, si jeune, chez qui il suspectait un mauvais ulcère, voire un cancer gastrique. Elle était venue le voir, quelques semaines plus tôt, se plaignant de douleurs épigastriques, d'un manque d'appétit et d'une perte de poids qu'il avait jugée inquiétante. Les sels de bismuth n'avaient rien fait, et son état s'était rapidement détérioré. Il fallait y aller. Ce serait a minima une gastrectomie partielle, au pire une gastrectomie totale avec un curage ganglionnaire. Pareille intervention, à cette époque, s'avérait, comme à chaque fois, relativement risquée. Il fallait faire vite. Faute de néocaïne qui aurait permis une rachianesthésie, on serait contraint de pratiquer une anesthésie au chloroforme, ce qui diminuait considérablement le temps d'intervention et causait quelques dommages à la fonction hépatique.

Pierre se répétait les gestes afin de les graver dans l'inconscient : incision cutanée en J renversé sous le bord costal gauche, en se dirigeant obliquement du cartilage de la huitième côte vers l'ombilic. Hémostase. Ouverture de l'abdomen en deux plans. Décollement coloépiploïque de droite à gauche, ligature de l'artère pancréatico-duodénale… Sa répétition silencieuse fut alors interrompue par sœur Marguerite :

— La malade est au bloc, l'anesthésiste est prêt. J'ai sorti une boîte de gastrectomie.

Pierre hocha de la tête et figea un léger sourire comme pour approuver.

— Allez, c'est parti ! dit-il en s'extirpant non sans mal de son fauteuil.

Alors commençait ce rituel immuable : pyjama de bloc, bonnet, brossage soigneux des mains au Cetavlon, entrée tel un matador dans l'arène où s'espérait un miracle, mains levées, en poussant du pied la porte à double battant. Sortie de la blouse de sa protection stérile, enfilage de la tunique avec l'aide de la panseuse, attache de la bavette, et d'un geste minutieux, chaussage des gants en latex se terminant par une sorte de claquage du caoutchouc sur la manche immaculée.

— Respirez bien, Madame, fit François, son anesthésiste depuis plus de cinq ans.

Le chloroforme provoqua un peu d'agitation chez la patiente qui semblait chercher de l'air. Puis il prodigua son effet anesthésiant et vertigineux que les opérés de l'époque redoutaient toujours. L'aide opératoire, Monique, une infirmière libérale reconvertie en assistante chirurgicale, finissait de clamper les champs verts sur l'abdomen enduit de Bétadine.

— Bistouri !

L'opération s'acheva après une heure de combat contre cette anesthésie fragile. La dissection de l'estomac de la patiente lui avait donné raison : il s'agissait bien d'une volumineuse tumeur antrale, ulcérée, dont la malignité ne faisait, hélas, aucun doute.

Pierre retourna à son bureau pour y avaler une nouvelle tasse de ce café musclé qui le faisait grimacer à chaque fois qu'il se le servait trop chaud. Il pensait alors qu'il fallait une sacrée dose de résistance pour faire ce fichu métier. La porte s'ouvrit quelques minutes plus tard, et le visage de sœur Marguerite apparut avec ce doux sourire que seules les religieuses savent afficher. Gage de sérénité et de leur foi inébranlable, providence de Dieu sur ces âmes dévouées au culte de la Sainte Église, ou signe d'une endurance liée aux épreuves dont elles sont chaque jour les témoins choisis, ce sourire-là, Pierre aimait à le recevoir comme la juste récompense de sa vocation et qu'il considérait lui-même comme une preuve de l'existence du Tout-Puissant : l'habileté extrême de ses mains.

— Docteur, puis-je remonter Mme Le Brun ?

— Elle est réveillée ? demanda Pierre, presque surpris d'avoir à décider précipitamment de la remontée du bloc.

— Oui, elle va bien, sa tension est stable, et je lui ai laissé, comme vous me l'avez dit, sa sonde duodénale sous aspiration.

— Bien… faites ! lança-t-il en accompagnant d'un geste du menton l'ordre attendu.

La porte se referma doucement, et le léger courant d'air que cela provoqua fit arriver au nez du chirurgien un nouvel effluve d'éther et d'alcool. Il se posa tranquillement à son bureau, avant de s'attaquer à la deuxième intervention. Il feuilleta machinalement le livre d'Henri Mondor, posé sur le sous-main en cuir, et qui fut son maître de chirurgie quelques années plus tôt : *Lettres et images pour Georges Duhamel.* Il tomba par hasard sur ce passage :

« Ce que vous avez appris de la science, ce que vous avez vu de la culture, de l'ardeur créatrice de bien des savants vous a préservé de penser que la vie intellectuelle d'une époque n'a d'expression que littéraire ; les nobles ambitions de l'orgueil cérébral n'ont pas qu'un seul domaine ; la grandeur de Lavoisier, de Claude Bernard, de Pasteur n'est inférieure à aucune autre. »

Il trouva que ce passage résumait à lui seul la pensée qu'il fit sienne : la science doit être érigée au rang d'art majeur, au même titre que la peinture, la musique ou l'écriture. Il pensa alors que ce chirurgien philosophe qu'il admirait tant avait su, par quelques mots choisis, ajouter un sens existentiel à ce qui apparaissait à tort aux yeux de quelques médecins comme une dextérité mutilatrice, même si l'arrivée de la guerre avait confronté les chirurgiens à des situations pour le moins désespérées. Son internat lui avait, du reste, fait éprouver cette barbarie. Si bien qu'il en avait gardé lui-même une cicatrice indélébile sur le cuir tanné qui avait mué sous sa peau. Les scènes de guerre lui avaient enlevé cette sensibilité qui avait fait dire à Victor Pauchet, l'un de ses maîtres : « Pierre, si vous voulez faire un grand chirurgien, apprenez à contrôler vos émotions, elles pourraient faire trembler vos mains… »

Il gardait un souvenir ému de son passage à Saint-Joseph, chez ce mandarin au caractère bien trempé, mais qui possédait, qualité rare à l'époque, la faculté de ne pas se prendre au sérieux et de transformer les pires situations en une démonstration de calme et de finesse chirurgicale. Pauchet était aussi le précurseur de nombreuses techniques opératoires, et publia même en 1927 un manuel de chirurgie qui fit référence pendant des années. Pierre se souvint alors que le célèbre chirurgien, un matin qu'il faisait sa grande visite, avait eu au chevet d'un malade atteint d'insuffisance rénale terminale, cette invraisemblable vision : « Vous verrez Errard, un jour, on sera capable de remplacer un rein malade par un rein qui fonctionne ! » Les internes, en procession dont mon grand-père faisait partie, avaient acquiescé sans broncher, n'en pensant pas moins…

Pierre se leva de sa chaise et quitta son bureau. Il se parla à lui-même :

— Allez, au colon, maintenant.

Au-dehors, l'église sonnait au loin les dix heures. Le son du carillon se mêla à quelques échanges de coup de feu, rappelant à Pierre que cette fichue guerre était loin d'être finie. Il fallait accélérer le pas, à quatorze heures, il devait entamer sa consultation.

Il jeta un œil sur la liste des patients et ne put s'empêcher un geste de réprobation en lisant le nom du premier patient : Obersturmbannführer Ziegher.

Maman m'appela pour le déjeuner, ce qui ne manqua pas de me faire sursauter. Je faillis bien faire tomber le cadre que je tenais entre mes petites mains. L'heure du repas aurait donc raison de mon rêve, si présent, si intense qu'il me semblait alors impossible de revenir au réel.

— Ça va mon chéri ? Tu as l'air tout drôle.

— Maman, c'est décidé, je veux être chirurgien !

— Tu auras tout le temps d'y penser ! Mange ton poulet, il va être froid !

Je me mis alors à découper mon poulet avec un soin qui forçait le respect, tant mon couteau était émoussé et mal acéré.

Incision cutanée en J renversé… Je bus une gorgée d'eau en rêvant à cet avenir tout tracé, qui allait en fin de compte me réserver quelques surprises.

Pour faire médecine, il faut, comme disait mon père, bien travailler à l'école. Formule un peu désuète, mais qui résume à elle seule l'impératif hypothétique selon lequel il faut se donner les moyens de ses ambitions. Malheureusement, on ne peut pas dire que le jeune adolescent que j'étais dans les années soixante-dix avait perçu toute la portée de la philosophie paternelle. Sans doute tant par immaturité que par nonchalance, les matières que les professeurs s'acharnaient à vouloir m'enseigner au lycée Montaigne ne franchisaient pas le seuil de mon cortex cérébral, trop occupé à jouer, à écouter de la musique, ou à réaliser quelques exploits citadins peu glorieux. J'étais donc un mauvais élève. Ou plutôt, j'étais nul, la formule étant probablement plus appropriée, vu le nombre de zéros qui pointaient sur mon carnet de notes. Timide, un peu mal à l'aise dans un corps qui refusait de s'épaissir, un peu en retard sur les préoccupations naturelles d'un adolescent, je me retrouvais souvent isolé du reste de mes camarades qui ne voyaient pas en moi un militant potentiel de leurs clans respectifs. Mes tentatives d'adhésion à telle ou telle caste de la classe se soldaient souvent par des ricanements et des moqueries qui ne m'aidèrent pas à prendre confiance en moi. J'étais un peu ce jeune chanteur qui chante faux à *The Voice*, et qui regarde, désespéré, les fauteuils des coachs ne pas se retourner. Revenez l'année prochaine…

Pourtant, je ne peux pas dire que j'étais malheureux ni brimé, encore moins « harcelé » comme on dit maintenant. Non, j'étais juste seul, dans ma bulle. Ma bulle de nul.

Je trouvais quelques moments d'évasion en sortant du collège, et je tentais, bien maladroitement, de ralentir un peu le cours de ma vie. Je serai à la maison un peu plus tard... Plutôt que de prendre le bus 83, qui me déposait juste en face de chez moi, il me plaisait de faire le parcours à pied, en flânant, en rêvant à d'autres cieux, et déjà, à une autre vie. Souvent, il m'arrivait de profiter du torrent provoqué par les eaux des vannes de caniveaux pour y faire voguer un petit bateau en bois que je confectionnais à l'aide d'un couteau, pendant la récréation. Je descendais ainsi la rue d'Assas, en guettant, fébrile, la prochaine bouche d'égout qui allait l'engouffrer et le faire disparaître à jamais. Pas grave, demain j'en referai un autre, encore plus rapide ! Puis j'achetais un pain au chocolat à la boulangerie qui faisait l'angle avec la rue de Fleurus. La boulangère était très jolie, ce qui ajoutait à ma gourmandise. Je retirais progressivement la viennoiserie de son papier auréolé de beurre, et la dévorais à pleines dents en savourant ce croustillant qui venait exciter mes papilles. La suite était moins drôle : les devoirs. Je n'aimais pas cela. Pourquoi au fond ? Je n'en sais rien. Peut-être trouvais-je cela sans intérêt, fastidieux, contraignant. Alors je les expédiais, comme on expédie les affaires courantes. Les résultats étaient évidemment à la hauteur du faible effort fourni.

Il est du reste étonnant que de mon appétence à devenir médecin, je ne tirais point quelque désir de travailler et de fournir les efforts nécessaires à me mettre sur les chemins de la réussite. Sans doute qu'à cet âge, je n'arrivais pas à faire le tri entre ces désirs confus, encore mal guidés par la raison.

« Il faut se rendre compte que, parmi nos désirs, les uns sont naturels, les autres vains, et que parmi les premiers, il y en a qui sont nécessaires et d'autres qui sont naturels seulement. Parmi les nécessaires, il y en a qui sont pour le bonheur, d'autres pour la tranquillité continue du corps, d'autres enfin pour la vie même. » (Épicure, *Lettre à Ménécée*)

Naturel, nécessaire, bonheur, tranquillité… qu'est-ce que j'en savais, moi ! La vie même me semblait être un concept fumeux appartenant au monde des adultes dont j'ignorais presque tout… Alors, désirer quelque chose de précis au point de m'engager pleinement dans une tâche besogneuse, n'y pensez pas ! Quand je repense à cette période, je me dis que ce paradoxe entre désir et réalité n'était, somme toute, pas si étrange que cela. C'est le défaut des grands rêveurs. Ils rêvent si fort que leurs rêves prennent souvent l'apparence des réalités. Je ne vivais pas, je rêvais d'une vie. Nuance…

Celui qui allait d'un coup d'épingle crever mon ballon de rêves fut mon père.

Pour imaginer la scène qui va suivre, il faut vous représenter le bonhomme.

Mon père était d'un physique trapu. Un faux air de Lino Ventura. Ayant préféré mettre des sucres dans les réservoirs des blindés allemands à l'âge de 17 ans, puis emprisonné pour avoir commis ces délits, il s'évada puis se réfugia à Paris jusqu'à la fin de la guerre. N'ayant donc pas fait d'études, il fut ce que l'on peut appeler un autodidacte. Il épousa ma mère au lendemain de la guerre, et ils habitèrent Le Havre. Mon père y écrémait les petits boulots. Ma sœur vit le jour au Havre en avril 1949, tandis que mon père commençait à gravir les échelons du BTP grâce à ses talents innés de commercial séducteur. Ma mère, quant à elle, découvrait, après avoir fait les Beaux-Arts, un nouveau métier très en vogue à cette époque : celui de mère au foyer. Ils déménagèrent à Paris au milieu des années cinquante, mon père ayant décroché, pas peu fier, son premier poste de directeur commercial. C'est là que je naquis. En janvier 1958. Nous habitions un joli appartement rue d'Assas, un appartement bourgeois, meublé avec des meubles de style pour la plupart issus de mes grands-parents. Cet appartement de cent mètres carrés était majoritairement occupé par une grande salle à manger, un grand salon, une petite chambre où dormait ma sœur, droit d'aînesse oblige, et la chambre de mes parents où l'on avait placé un petit lit pour moi. Il y avait une grande cuisine dans laquelle campait, c'est le moins que l'on puisse dire, une domestique (on appelait cela une bonne à l'époque) qui servait les repas tous les soirs en robe noire et tablier blanc. Les apparences étaient, pour mes parents, si précieuses, que l'on vivait les uns sur les autres comme des Roms, tout cela pour que les invités s'extasient devant deux pièces, une salle à manger et un salon, et une bonne en tablier blanc que ma mère sonnait à chaque plat. Mon père, qui fit ensuite une carrière brillante, et commença à gagner très bien sa vie, avait donc une conception tout à fait singulière de la réussite : dépenser. Dépenser en vacances à Courchevel, à Saint-Tropez, dépenser rue de Sèvres en faisant avec ma mère toutes les boutiques de marque, dépenser dans les voitures qu'il adorait plus que tout (il s'acheta une Jaguar MK10 puis une Ferrari 330 GT dans les années soixante-dix !), dépenser dans les restaurants, les hôtels, les bijoux, mais pas dans l'immobilier. Curieusement, il décida de rester locataire de cet appartement « loi de 48 », en prétextant, ce qui n'était pas faux, que le loyer était tellement bas que cela ne valait pas le coup d'en devenir propriétaire.

Assez autoritaire, pour ne pas dire un peu despote, il fallait le suivre. Je dois avouer que pour ma mère, plutôt soumise, ce ne fut probablement pas de tout repos. Il était néanmoins très « sociable », plutôt drôle et fantoche, mais souvent colérique et soupe au lait. Bref, fatigant. Mais voilà, je l'admirais. Je l'admirais tout simplement parce qu'il incarnait une force inébranlable, une sorte de roc incassable, un courage et une forme d'intelligence rare. Ce roc, incassable, inébranlable, s'est éteint en septembre 1976, à 51 ans, d'un infarctus qui ne lui laissa aucune chance.

Son rêve était sans aucun doute que ses enfants réussissent, et fassent les études qu'il n'avait pas eu la chance de faire. Pour ce qui fut de ma sœur, je dois dire qu'elle ne l'a pas déçu. Faculté de droit à Assas, Science-Po, elle faisait tomber les diplômes aussi facilement que ses prétendants de l'époque qui tentaient de la séduire sur les twists que passait en boucle la fameuse émission *Salut les copains*. Et moi, je voulais être médecin. Ou plutôt, encore une fois, je rêvais d'être médecin.

Mon père a compris assez vite que cela allait être compliqué si mon parcours scolaire s'obstinait à s'enliser dans la médiocrité la plus totale.

L'effet déclencheur de cette prise de conscience fut la convocation qu'il reçut du proviseur du lycée Montaigne, un matin de printemps 1972. J'étais alors en 4e. Le rendez-vous eut lieu dans son bureau. C'était un grand bureau en bois sombre, dressé devant une immense bibliothèque où trônaient une quantité innombrable de livres reliés en cuir, et sur lesquels les années de mandat de son occupant déposaient inlassablement une couche de poussière de plus en plus épaisse. L'homme était un grand type sec, au crâne dégarni, sur lequel venaient se coiffer quelques mèches poivre et sel, un peu à la « Giscard ». Il chaussait des lunettes rondes, aux montures dorées, dont les verres reflétaient la lumière d'une lampe blafarde. Le regard fuyant, tout en tripotant un gros stylo noir, il fit asseoir mes parents et débuta l'entretien par quelques propos liminaires sur ma brillante contribution à la vie de la classe. Posant mon carnet bleu ciel sous les yeux de ma mère, il énuméra quelques notes entourées de rouge, notes à un chiffre cela va de soi. Puis en enlevant ses lunettes d'un geste presque théâtral, avec une élocution digne de Louis Jouvet, voici ce qu'il annonça à mes parents médusés :

« Monsieur et Madame Errard, je suis navré, mais force est de constater que votre fils n'est pas fait pour les études. Nous ne pourrons pas le garder dans notre établissement. Croyez-en mon expérience, en pareille situation, il vaudrait mieux que votre fils soit orienté le plus tôt possible vers un métier manuel. Je peux vous le garantir, votre fils ne fera pas d'études, il en est incapable… »

Ce fut là un choc pour mes parents, quand bien même ils avaient conscience que le pronostic vital de mon livret scolaire était engagé. Moi, je demeurais impassible. J'étais plutôt d'accord sur le constat, et la suggestion d'un métier manuel ne me déplaisait pas, puisque c'était là mon projet : devenir chirurgien !

Mon père décida alors qu'il n'y avait pas d'autre solution que de provoquer un électrochoc, une rupture avec ce monde qui ne m'intéressait pas, et de me plonger sans ménagement dans un univers hostile, où je n'aurais pas d'autre choix que de me battre pour survivre.

Ce fut en moins de trois semaines, un « one way ticket » pour le Royaume-Uni, direction « Presentation College » dans la charmante petite ville de Reading (Berkshire), établissement cent pour cent britannique à la solde de jésuites aux horaires très matinaux, et aux principes éducatifs assez raides. Cet exil dura à peu près deux ans. Il eut tout d'abord le mérite de me rendre à peu près bilingue en moins de six mois, mais aussi de provoquer, non sans violence, un effet tout à fait spectaculaire sur la suite de ma scolarité. De retour en France, je devins, comme par miracle, un élève assidu, curieux, s'intéressant tout autant aux sciences qu'à la philosophie pour laquelle j'entrepris un chemin initiatique qui dura une dizaine d'années, et qui, je l'avoue, continue encore aujourd'hui. Mais ce qui ne m'avait pas quitté, c'était la médecine et la chirurgie. Lorsque j'obtenais mon baccalauréat en 1975, avec une mention qui réjouissait mes parents, je n'avais qu'une obsession : m'inscrire en médecine.

Mon père, pour une raison qui m'a toujours échappé, ne considérait pas médecine comme l'archétype d'une grande école, ou disons plutôt l'école qu'il aurait rêvé de faire et qu'il souhaitait désormais que je fasse par procuration. Il usa de toute son influence, pour ne pas dire de son autorité, pour me faire inscrire en « Math Sup » afin que j'embrasse les concours prestigieux qui feraient de moi un industriel, un grand industriel, ce qu'il était enfin devenu à la force du poignet. Rebelle et assez déterminé, cette idée de m'inscrire dans une sorte de dynastie familiale ne me plaisait pas du tout, et l'idée de devenir un « industriel » encore moins. Ce serait médecine ou rien.

Ce fut médecine, à la faculté de Lariboisière-Saint-Louis, où je fis mon inscription peu avant l'été 1975.

J'ai adoré cette première année de médecine. Elle évoque encore aujourd'hui, pour moi, de nombreux souvenirs teintés de nostalgie heureuse. J'avais abordé la rentrée avec une énergie et un enthousiasme qui faisait de moi un étudiant méconnaissable aux yeux de mes parents, qui gardaient encore, un peu amer, le souvenir d'une humiliation sortie tout droit de la bouche d'un proviseur stupide et dénué de toute psychologie.

J'avais, du reste, impatient d'en découdre, demandé à un ami de mon père, le Dr Jean-Pierre Sournia, chirurgien à Vendôme, s'il accepterait de me prendre à la clinique comme aide opératoire, et ainsi m'enseigner les balbutiements de ma vocation. Il approuva cette initiative avec joie, si bien que je passais tout l'été 1975 à Vendôme à aider au bloc, et ne réservais qu'une petite partie de l'après-midi au tennis et à quelques balades avec ma toute première moto, une Honda CB 125 toute neuve ! Il n'y avait rien qui me procurait plus de plaisir que de me retrouver dans cette atmosphère aseptisée, blanc nacré, éclairée de son énorme scialytique, qui brillait de mille feux, comme une soucoupe volante au-dessus du champ opératoire. J'avais progressivement appris les gestes et les rituels des panseuses de bloc, je m'entraînais pendant des heures à faire des nœuds sur un barreau de chaise avec du Catgut 2-0, je rêvais des pinces Kocher dont j'entends encore le cliquetis que font les crans quand on les ferme, je m'appliquais à maîtriser la précision nécessaire à passer une aiguille de suture entre deux plans, je jouis de plaisir le jour où je fis mon premier surjet… J'avais convaincu mes parents de m'acheter, en avance de phase, le tome I du Rouvière (Tête et Cou), bible d'anatomie humaine, dont je recopiais les dessins sur de grandes feuilles blanches, allant même jusqu'à en encadrer quelques-unes pour les accrocher dans ma chambre. Ce fut, je peux le dire aujourd'hui, un des plus beaux étés que j'aie passés dans notre maison de Vendôme, rue Parisienne…

En septembre 1975, je découvrais à Jussieu l'univers du premier semestre de PCEM1, épisode essentiellement consacré à des matières qui me semblaient, à l'époque, un peu éloignées de la réalité médicale à laquelle j'avais eu la chance d'être initié. C'était le cas notamment de la chimie moléculaire, avec ces atomes d'hydrogène, d'oxygène, de carbone, ses liaisons monovalentes, ses charges positives et négatives, illustrées par des petites boules blanches et rouges reliées entre elles par des tiges en plastique, l'ensemble produisant une sorte de Lego qui trônait sur le bureau de notre amphithéâtre. Et le professeur de chimie de nous expliquer les règles régissant cet assemblage insolite que l'on pouvait aisément confondre avec un chien sculpté par Kuntz. Je n'y comprenais pas grand-chose. Et puis cet infiniment petit, invisible pour le commun des mortels, ne m'intéressait pas vraiment. J'attendais impatiemment les partiels de février, pour quitter le cadre austère de Jussieu, et entrer tel un empereur dans la seule, l'unique bâtisse digne de ma vocation : la faculté des Saints-Pères !

Je me revois, à la sortie des cours, en ces soirs d'hiver, la nuit plongeait les grandes façades bleutées de l'université dans une pénombre brumeuse. Je marchais le long de la rue Jussieu jusqu'à la station la plus proche. Seuls quelques lampadaires venaient éclairer d'une lumière opaline le trottoir luisant de l'ondée du jour.

Je remonte mon col, et je m'engouffre dans le métropolitain parisien, direction Porte de Saint-Cloud. La tiédeur des couloirs contraste avec le froid glaçant du dehors, et l'odeur caractéristique du souterrain accompagne le grondement des roues que l'écho renvoie sur les blanches faïences des murs incurvés. Je guette l'arrivée de la rame : deux petits phares jaunes qui éclairent d'une lumière tremblante le tunnel dont la perspective laisse deviner les scintillements de la station précédente. Ce bruit métallique que fait alors le wagon de tête en amorçant son dernier virage, puis le crissement des freins qui envahit le quai, alors qu'un étrange chassé-croisé s'opère entre les fenêtres des wagons du train d'amont et du train d'aval. Je regarde, amusé, ces silhouettes immobiles se croiser à toute vitesse, entre deux fenêtres, comme des vies qui défilent sur la pellicule d'une bobine de cinéma à la lumière de mon projecteur. Ensuite, l'imposant ballet de voyageurs qui se bousculent, les uns tentant de sortir, les autres poussant à contre-courant de peur que la sirène ne retentisse avant qu'ils ne puissent franchir la double porte frappée du sceau de la RATP. Je monte dans le wagon, presque sans effort, comme porté par la foule. Le klaxon du machiniste retentit. Les portes poussées dans leurs glissières par un gros piston viennent s'entrechoquer dans un claquement sec, provoquant le rabat du loquet argenté faisant office de sécurité. Je cherche, en vain, un siège de libre, où je pourrais m'asseoir, poser mes polycopiés sur mes genoux, et commencer la révision de mes cours. Le train s'ébroue, manquant de me faire trébucher sur un passager. Je m'excuse. Le bruit du train. Il ne m'entend pas. Au-dehors, les images publicitaires de la station se succèdent de plus en plus vite, jusqu'à la dernière dont j'ai à peine le temps de reconnaître l'annonceur. Puis le noir du tunnel et le dandinement de la rame sur les rails dont je devine les travées au « tac-tac » que font les roues à chaque jointure. Je caresse machinalement mon polycopié de chimie. Je serai médecin. Je veux être médecin. Il faut que je m'ingurgite cette science abstraite et polluante. Perdu dans mes pensées, je regarde défiler sur les murs du tunnel le slogan de la célèbre marque d'apéritif : « DUBO, DUBON, DUBONNET ».

Au printemps 1975, ayant validé de justesse mes partiels du premier semestre, je découvrais enfin le « Saint des Saints », les « Saints-Pères », le temple de la médecine, l'initiation suprême. Au cœur du 6e arrondissement, cette imposante bâtisse s'élève à l'endroit même où se trouvait l'hôpital de la Charité, construit un peu avant la Révolution française. La faculté de médecine René Descartes fut bâtie au début des années cinquante par les architectes Paul Andrieu, Léo Madeline et Jean Walter, qui s'inspirèrent du style « Art déco » des années vingt. Le bâtiment de près de cent mètres de long et haut de huit étages écrase par ses proportions démesurées les hôtels particuliers voisins. La longue façade en pierre de Chauvigny est rythmée par des éléments verticaux saillants. L'allure un peu austère et monotone de l'ensemble est compensée par 45 médaillons représentant des personnages qui ont marqué l'histoire de la médecine. Je m'amusais à tenter de les apprendre par cœur : Léonard de Vinci, Ambroise Paré, Pasteur, Claude Bernard… La porte monumentale en bronze sculpté ouvre sur un immense hall d'où se fait l'accès aux amphithéâtres. C'est dans le plus imposant d'entre eux, l'amphithéâtre Binet (830 places !), qu'avaient lieu les cours de ma matière préférée : l'anatomie. Je revois notre professeur, Denis Bastian, dessiner avec une finesse et une précision digne de l'École des beaux-arts, les coupes frontales et sagittales du crâne ou du cou :

> *« C'est à la base du crâne au cou, c'est-à-dire dans l'espace maxillo-pharyngien, que le pneumogastrique descend en arrière de la carotide interne et de la jugulaire interne, dans la gouttière postérieure formée... Silence s'il vous plaît ! Formée donc par ces deux vaisseaux accolés. Un peu en dessous du trou déchiré postérieur, le pneumogastrique présente son ganglion plexiforme... Silence j'ai dit ! Si cela continue, j'arrête le cours ! Je reprends. Le ganglion plexiforme est uni au grand hypoglosse, qui le croise en arrière, par de courts filets anastomotiques... »*

Je prenais fébrilement des notes en tentant de reproduire avec le même talent les schémas faits à la craie, et qui se hissaient sur les grands tableaux verts. Dans le brouhaha que faisaient les redoublants pour tenter de saper le moral des primants, il n'était pas aisé de se concentrer. Mais paradoxalement, j'aimais cette ambiance qui avait encore quelques relents de Mai 68. Je ne manquais pas un cours d'anatomie. Cette matière me fascinait par sa précision scientifique, mais aussi par la beauté littéraire qu'elle exprime dans ses descriptions alambiquées. Pour rien au monde je n'aurais cédé ma place, souvent au deuxième rang, que je venais sceller de mon postérieur une bonne demi-heure avant le début de l'office. Je me préparais ainsi en affûtant mes crayons afin qu'ils deviennent aussi précis qu'un bistouri. Plus tard je ferai prof d'anatomie !

Le printemps 1975 vit le fruit de mes efforts récompensés : je fus reçu au concours de PCEM1 dès la première tentative. Une partie du voile qui drapait mes rêves se levait sur le champ du possible… Mon père fut, je le crois sincèrement, très fier de ce résultat, bien qu'il ne représentât point à ses yeux, le graal d'un concours de grande école tel que HEC ou les Mines.

L'été 1976, je reprenais mon job d'aide opératoire à la clinique de Vendôme. Jean-Pierre Sournia m'y enseignait l'art opératoire comme si j'étais déjà interne en chirurgie ! Je continuais à bosser mon anatomie pour prendre un peu d'avance sur le programme de PCEM2, par ailleurs bien décidé à présenter le Deug d'anatomie générale dès qu'il me serait ouvert.

Cet été fut marqué par un événement majeur, qui influença probablement le cours de ma vie : la mort de mon père. Présentant depuis quelques mois des signes d'angor d'effort, ce bon vivant fumeur et buveur de bons crus, s'était enfin décidé à aller consulter un cardiologue, en ce début de juillet 1976 particulièrement chaud. Un électrocardiogramme d'effort lui fut prescrit. Il signait sans appel une maladie coronaire. S'ensuivit une coronarographie à Broussais qui vint confirmer ce que l'on pouvait craindre en pareille circonstance : sténose tritronculaire des artères coronaires. Le Pr Carpentier tenta de convaincre mon père de se faire opérer d'un triple pontage sans attendre. Il faut se replacer dans le contexte de l'époque. À la fin des années soixante-dix, la chirurgie endovasculaire, les stents, les scanners, les nouveaux anticoagulants tels que l'apixaban n'existaient pas, et le pontage aorto-coronarien était considéré comme une chirurgie lourde et à haut risque. Mon père procrastina, prétextant trop de travail. Il ne prit même pas les médicaments qu'on lui avait prescrits, et continua à mener une vie de patachon comme si de rien n'était. Un roc, inébranlable.

Un matin de septembre 1976, le 18 très exactement, je pris ma moto pour me rendre à la clinique. Jean-Pierre, ayant une urgence, m'avait demandé si je pouvais venir aider. Je croisai mon père, qui dans une tenue de bougnat astiquait sa Ferrari en attendant que la boulangerie ouvre pour aller chercher son pain.

— Je file… Bisous !

— Bisous mon fils.

Nous opérâmes une bonne partie de la matinée. C'était une fracture du col du fémur, je me souviens très bien. Vers 9 h 30, alors que je tenais ferme les écarteurs, une autre panseuse de bloc entra dans la pièce. Elle susurra quelques mots à l'oreille du chirurgien. Jean-Pierre fit un signe, et me demanda de lui céder ma place.

— Pourquoi ? Que se passe-t-il ?

Jean-Pierre attendit que je sois loin du champ opératoire. Sans doute craignait-il ma réaction.

— Il faut que tu sortes. C'est ton papa. Il a eu des ennuis…

Je compris au ton de sa voix que c'étaient des ennuis avec un point final au bout.

Tandis que je sortais du bloc en ôtant ma casaque, je croisais les regards rougis de ma mère et de ma sœur. Mon père était dans la pièce d'à côté, amené là, sans vie, par les pompiers. Il n'y avait rien eu à faire. Je suis rentré seul, et le vis gisant sur une civière, dans ses guenilles de bricoleur, les mains encore pleines d'huile de moteur.

— Tu fais chier… lui dis-je sans pouvoir verser une larme.

La première conséquence matérielle de cet événement, dont je ne pris la mesure affective que des années plus tard, fut économique. Mon père, ainsi que je l'ai dit plus haut, gagnait bien sa vie, mais dépensait tout. Ma mère ne travaillait pas, et ma sœur débutait à la fois sa vie professionnelle et sa vie de femme. Il n'y avait plus un sou en caisse. Rien. Pas un centime sur le compte en banque ! Tout juste le régime de prévoyance de l'entreprise où travaillait mon père couvrira-t-il le modeste train de vie de ma mère. Il me fallait gagner ma vie en même temps que je poursuivais mes études, le salaire d'un externe de troisième année de médecine n'y suffisant pas. C'est là le premier effet papillon !

Toujours passionné par l'anatomie, je décidais de passer le certificat d'anatomie générale dans la chaire du Pr Lassau, qui m'était désormais accessible. Une fois le certificat en poche, je pus commencer à enseigner dans les pavillons d'anatomie aux Saints-Pères, et, revêtu du grand tablier bleu des précepteurs, je dessinais à mon tour les coupes sagittales de la tête et du cou en usant de craies de toutes les couleurs, et me livrais, entouré d'étudiants, à quelques dissections sur des cadavres souvent trop desséchés.

Persuadé que l'internat m'ouvrirait bientôt les portes de la chirurgie, je profitais de cette situation privilégiée pour m'entraîner au maniement du bistouri, à la dissection chirurgicale des organes, et même aux sutures quand la plasticité des sujets le permettait.

Un an plus tard, prémices inconscientes de mon goût pour l'entrepreneuriat, je montais dans les locaux de la bibliothèque de la rue d'Assas, la première école préparatoire d'anatomie pour les candidats au concours de PCEM1. Cette matière était redoutée par tous les étudiants qui s'épuisaient à apprendre par cœur des pages entières du Rouvière. Je tentais de les dissuader de cette méthode, et leur apprenais tout simplement… à dessiner, et à se repérer dans l'espace. La mémoire visuelle étant souvent plus fidèle que la mémoire textuelle, je les entraînais à esquisser les coupes et les plans anatomiques par cœur, et à les orienter correctement en les annotant des indications « avant, arrière, externe et interne ». Ensuite, il suffisait de décrire ce que l'on voyait. Aucune chance de commettre la moindre erreur. Les cours avaient lieu le soir. J'avais initié deux sessions par semaine, de vingt heures à vingt-deux heures. Je faisais payer les étudiants en m'inspirant de ce que Romain Bouteille avait mis en place au Café de la Gare, célèbre café-théâtre où débutèrent dans les années quatre-vingt Coluche, Patrick Dewaere ou Miou-Miou : une sorte de roulette qui indiquait le prix à payer, le minimum étant zéro, c'est-à-dire l'entrée gratuite, et le maximum étant de 40 francs, ce qui représentait une somme raisonnable pour deux heures de cours. Les résultats d'anatomie de mes étudiants étaient tels au concours de première année, que dès l'année suivante, je dus doubler, puis tripler les sessions, tant le bouche-à-oreille avait généré une file d'attente interminable, dont je m'étonnais moi-même. Le jour, mes stages d'externe, les cours à la fac, et le soir, les cours d'anatomie et la préparation de l'internat. Mes journées étaient bien remplies, et laissaient peu de temps pour la gaudriole… Je me rattraperai quelques années plus tard !

La préparation de l'internat fut donc, pour moi, la plus grande épreuve de ma vie d'étudiant. Pour deux raisons : la première, c'est que l'examen nécessitait, surtout à l'époque, un bachotage et des heures carrées de répétition épuisantes. La seconde, c'est que la réussite au concours de l'internat de Paris (3 000 prétendants, 250 élus !) représentait un enjeu de taille, le sésame pour entrer dans la grotte où dormait mon rêve : être chirurgien.

C'était sans compter le deuxième effet papillon.

Le jour du concours (le second, car je ne fus pas admissible au premier), la question de Médecine (il y avait à l'époque 4 épreuves : Biologie, Médecine, Chirurgie et Anatomie) qui tomba fut : Waldenström, c'est-à-dire une sous-entité d'une question plus large inscrite au programme, à savoir « lymphomes ». Il fallait y être préparé, et la surprise des étudiants assis dans la grande salle d'examen d'Arcueil fut grande à l'énoncé du sujet.

Pour ma part, j'y étais bien entraîné, et plutôt content de sa difficulté. Trop confiant sans doute, je commis l'irréparable : en rentrant à la maison, après l'examen, je consultais machinalement mes brouillons. Horreur ! Je découvris, médusé, que j'avais inscrit sur une feuille « IgG ». Waldenströmmm ! Ce sont des IgM pas des IgG, le moyen mnémotechnique est pourtant simple. Comment ai-je pu ? Une seconde d'inattention allait me coûter beaucoup de points, et sans doute un mauvais classement, si j'étais reçu. Cela en était fini de la chirurgie, spécialité qui, dans ces années-là, était réservée aux cent premiers. Les choses ont bien changé depuis ! Les internes ne veulent plus faire chirurgie, à moins qu'elle ne soit esthétique, et choisissent en priorité des spécialités plus « tranquilles » et surtout plus rémunératrices.

Je me souviens, comme si c'était hier, du jour des résultats du concours, qui étaient affichés sur de grands panneaux grillagés, avenue Victoria, à l'extérieur du grand bâtiment qui faisait office de siège de l'Assistance publique des Hôpitaux de Paris. On se bousculait, on jouait des épaules et des coudes pour tenter d'apercevoir son nom, inscrit dans une police de caractères qui nécessitait aux impétrants, c'est le moins qu'on puisse dire, une bonne vue. B, B, C, D, Elba, Ender, Equar… Je défile l'ordre alphabétique. Mon cœur bat à 140 ! Puis je tombe sur mon nom et mon classement : je ne serai pas chirurgien… Une seconde d'inattention, une erreur magistrale, une stupide immunoglobuline portée à la lettre G au lieu de la lettre M, et voilà… Patatras ! Adieu veaux, vaches, cochons… Perrette a cassé le pot au lait.

S'il faut voir un effet papillon dans cette seconde d'étourderie, c'est que ma défaite me conduisit à choisir, en lieu et place de la chirurgie, la gastroentérologie. La raison était simple, je voulais faire de la médecine manuelle, et nous étions en 1980 en plein essor de l'endoscopie. Je trouvais que ce choix serait de nature à me consoler honorablement de ma vocation déchue. Ce serait donc « gastro-entérologue » ! Ce n'est pas si mal au fond.

C'était sans compter sur le troisième effet papillon...

Ma formation de « gastro » se fit, pour l'essentiel, à l'hôpital Saint-Lazare, dans le temple de cette spécialité qui était à l'époque dirigé par le Pr Jean-Jacques Bernier. Ce service procura à la médecine française une bonne partie de l'élite parisienne en hépato-gastroentérologie : Rambaud, Modigliani, Bittoun, Djian, Nizard, Poinard et bien d'autres encore qui firent référence jusqu'à la fin des années quatre-vingt-dix. Étant un des élèves d'Alain Bittoun, sans doute un des meilleurs endoscopistes de l'époque, un chef de clinique, ce dernier communiqua mes coordonnées à un jeune chef de service qui cherchait un médecin capable de pratiquer des endoscopies sur des malades de réanimation : je reçus, un peu surpris, un matin de mars 1984, un coup de fil d'un homme à la voix de stentor et à la gouaille pour le moins titi-parisienne :

— Errard ?

— Oui ! répondis-je interrogatif.

— Fraisse à l'appareil. Chef de service de la réa et des urgences de Delafontaine à Saint-Denis. On peut se voir ?

Ce coup de fil inattendu et providentiel me propulsa dans le 9-3, praticien hospitalier dans un service de réanimation dont j'ignorais une grande partie des bases et des techniques médicales. Il me fallut apprendre « sur le tas ». De gastro-entérologue, j'allais devenir urgentiste et réanimateur, ma spécialité de départ se cantonnant à la pratique des endoscopies dans le service.

Je passais 5 ans comme praticien hospitalier à Delafontaine.

Je garde un souvenir impérissable de ces années de pratique et de gardes aux urgences, dont l'atmosphère, il faut bien le dire, avait parfois quelques parfums d'hôpitaux de guerre…

Je revois encore l'entrée des urgences, cachée derrière un bloc bétonné éclairé d'une lumière blafarde, et dont la double porte vitrée ne cessait de s'ouvrir et de se fermer, produisant un bruit sec très agaçant. Le seuil donnait sur une grande salle d'attente, sorte de cour des miracles où s'entassaient pêle-mêle, jeunes, vieux, femme et hommes de toutes nationalités, avec ou sans papiers, des blessés, des malades, des urgences, des vraies, et puis d'autres qui ne l'étaient pas du tout. Au-delà, il y avait un autre sas, sécurisé celui-ci, qui ouvrait sur l'espace aseptisé des soins. Avec près de 180 malades par jour, les couloirs des urgences étaient déjà saturés de brancards sur lesquels gisaient des patients qui, compte tenu du délai d'attente, portaient bien leur nom. Il n'était pas rare d'y voir de temps à autre sur une civière tout droit sortie d'une ambulance au gyrophare tournant un homme présentant une plaie par balle ou par arme blanche, sanction des règlements de comptes entre trafiquants de drogue de La Courneuve ou de la Cité des 4000. La même chose qu'aujourd'hui en somme…

Les urgences étaient également le refuge des consultations de médecine générale, souvent réclamées à des heures tardives, après le travail, après le dîner, voire après le film du soir. Beaucoup de ces urgences n'avaient d'urgence que l'impatience de l'assuré social à disposer d'un diagnostic et d'une ordonnance qui lui éviteraient de prendre un rendez-vous chez un médecin de ville. Ainsi pouvait-on déjà déplorer l'extrême porosité de notre système de soins, en particulier à l'hôpital, habituant nos concitoyens à en user sans limites. De nos jours, l'encombrement des urgences reste un sujet majeur. La situation critique dans laquelle nous nous trouvons aujourd'hui était, il y a 30 ans de cela, tout à fait prévisible. Déjà le manque de lits d'aval, le vieillissement de la population, le défaut d'anticipation sur la prise en charge du grand âge, et le déficit de praticiens de ville du fait du *numerus clausus*, faisaient tousser notre système de santé, en particulier les services d'urgences. Les gouvernements successifs n'en ont pas pris la mesure. Je reviendrai sur ce sujet plus loin.

Quoi qu'il en soit, ces nuits de garde me procuraient une sorte d'adrénaline, une excitation et une impatience à enfiler la blouse et rentrer dans l'arène. Je ne ressentais pas la fatigue, et j'enquillais les journées et les nuits sans broncher. J'avais alors, en entrant dans ma chambre de garde, un rituel que je déroulais de façon lente et précise, sorte de calme précédant la tempête. Je posais mes affaires, un bouquin sur la table de nuit, sortais ma trousse de toilette et mon paquet de cigarettes. Ma drogue pour la nuit, héritage d'autres nuits interminables à préparer le concours de l'internat de Paris. Curieux paradoxe que le tabac chez les médecins. Ils savent mieux que quiconque les dégâts incommensurables que produit cette saloperie, mais ils fument quand même. Je n'échappais pas à la règle selon laquelle les cordonniers sont les plus mal chaussés : je fumais ainsi cigarette sur cigarette.

Puis je revêtais ce « pyjama de bloc » d'un vert indescriptible. Je l'appelais « vert n'importe quoi », à cause de sa teinte évolutive au fur et à mesure des lavages abrasifs de la lingerie de l'hôpital. Puis j'enfilais mes sabots blancs, ma blouse, et dès lors qu'il faisait un peu froid, une sorte de redingote bleu marine qui permettait de se rendre de la salle de garde aux urgences sans risquer d'attraper un mauvais rhume. Le bruit de mes sabots sur le dallage gris clair rythmait mes pas. Je traversais ainsi la cour pour me rendre au standard où je récupérais mon bip. À l'époque il n'y avait pas de portable, et le seul moyen d'être contacté lorsque nous étions dans « les étages », c'était ce bip qui affichait, sur un minuscule écran, le numéro du poste que nous devions rappeler. Cela fait bizarre d'imaginer qu'il y a une trentaine d'années nous étions privés du moyen de communication considéré maintenant comme quasi vital. Aujourd'hui, je dois avouer que la seule idée que j'ai pu égarer mon téléphone me met dans un état de rage qui frise le ridicule. Le bruit strident de ce petit bloc de plastique jaune était donc le seul fil qui nous rattachait au monde du plus urgent, et pas nécessairement à celui du plus important.

Il sonnait n'importe quand comme un point d'interrogation au bout d'une phrase : qu'est-ce que c'est encore ?

Ganté, en train de faire une ponction lombaire à un malade que l'on suspectait atteint d'une méningite, je demandais à l'externe de garde de prendre le bip dans ma poche gauche et d'aller appeler pour savoir de quoi il s'agissait.

Quelques secondes plus tard, alors que j'étais concentré sur le tube à essai qui recueillait le précieux liquide céphalo-rachidien, l'externe vint me susurrer à l'oreille :

— Arrêt cardiaque chez un homme de 40 ans. Il est au bloc de réa !

— Mets des gants et prends ça ! lui disais-je en désignant du menton le tube à prélèvement et l'aiguille de ponction.

La salle de réa était juste en face des box de consultations des urgences. Je me souviens de cet homme jeune, amené par les pompiers qui, tout en faisant rouler leur brancard, le massaient désespérément. Des arrêts cardiaques, c'était presque la routine. Mais pourquoi me souviens-je de celui-là, je ne sais pas. Sans doute du fait de son jeune âge, mais aussi à cause du visage de la jeune femme qui l'accompagnait. Elle était hors du temps, décomposée, hébétée, et m'interrogeait d'un regard furtif et inquiet. En fuyant ce regard, je poussais la porte du sas de réa, et je me dirigeais vers le lit où l'on avait placé le patient. Autour de lui l'interne massait, un infirmier posait une deuxième voie d'abord veineuse, une aide-soignante collait soigneusement les électrodes de l'ECG sur sa poitrine. Je jetais un coup d'œil sur l'électrocardiogramme qui déroulait lentement sur la bobine rose de l'appareil :

— On sait à quelle heure c'est arrivé ? demandais-je en attrapant un laryngoscope et une canule d'intubation.

— Vers 19 heures, juste à la sortie de son boulot…

— Vous lui avez passé quoi ?

— Adré, pour le moment.

— On choque.

— Attention, écartez-vous !

— Choc !

Le thorax de l'homme fit un sursaut sous l'impulsion de l'onde électrique. Le scope dessinait deux ou trois ondes de grandes amplitudes, puis à nouveau un trait vert rectiligne.

— On choque.

— Écartez-vous !

— Choc !

Les gestes s'enchaînaient ainsi de façon mécanique, chacun à son poste, chaque main à sa tâche, concentrés, sans émotion.

Après 45 minutes d'acharnement à ramener ce patient dans le monde des vivants, il fallait hélas bien se rendre à l'évidence : nous n'y arriverions pas.

Nos gestes se sont figés un moment. L'interne m'interrogea du regard, je fis un signe en baissant les yeux. On coupa le scope, on enleva l'embout de la ventilation du patient, puis on remonta doucement le drap sur sa poitrine qui ne respirait plus.

Je devais alors affronter à nouveau le visage étrange de cette jeune femme, que j'imaginais être sa compagne ou son épouse.

— Comment s'appelle-t-il ce Monsieur ? questionnais-je un peu gêné.

Je me dirigeais vers celle dont je n'avais fait que croiser la silhouette. Elle était assise là, sur les chaises en formica orange, la tête prise dans ses deux mains, les doigts accrochant sa chevelure blonde et emmêlée. Je remarquais son vernis à ongles qui faisait comme de petits îlots rouges dans ses cheveux. Je posais alors une main sur son épaule. Elle plongea ses yeux bleus dans les miens et comprit.

Dans le couloir, une femme de couleur avançait lentement, une main posée sur son gros ventre arrondi, soutenu de l'autre par son mari qui la rassurait.

Dehors il faisait froid, je venais d'expliquer l'inexplicable à une femme que je ne connaissais pas, et qui s'était accrochée à moi, noyée dans son propre chagrin.

Le mur de béton reflétait la lumière bleue du gyrophare du camion du Samu.

Un homme muni d'un gilet jaune fluorescent en fit claquer le hayon arrière.

J'allumais alors une cigarette. Saloperie de clope.

Un peu plus tard, dans la nuit, nous nous retrouvions dans la salle de garde autour d'un café réchauffé. Immonde ce café. Je me souviens encore de son goût de « cramé » amer et âcre. Mais il faisait du bien. Il réchauffait, et nous aidait à lutter contre la fatigue.

On parlait de ce que l'on avait vu, de ceux que l'on avait fait repartir avec une simple ordonnance, de ceux que l'on avait fait monter dans les étages avec une hypothèse de diagnostic soigneusement consignée et conjuguée au conditionnel, de celle-ci que l'on a envoyée à la radio et dont on attend le cliché depuis une heure, et de celui-là qui est ressorti du bloc et qui va bien. On se félicitait des malades qui allaient mieux et de ceux qui n'avaient pas grand-chose, comme pour mieux effacer la mémoire de ceux que Dieu nous avait pris. Je dis « Dieu », mais en réalité nous n'y faisions jamais référence. Quand on fait de la médecine d'urgence et de la réanimation, on devient agnostique. D'ailleurs c'est préférable pour les malades. Je n'ai jamais été convaincu que l'effet des prières pouvait être supérieur au placebo. Mais force est de constater qu'elles font du bien, au moins à celui qui implore qu'on les exauce. Alors, de ce point de vue-là, on peut admettre que nous avons adressé quelques prières à celui dont nous doutions de l'existence.

Et puis surtout, il y avait le rire et la dérision.

Insolents, parfois grossiers, nous nous sommes amusés de tout ! Même de ce qui n'est pas drôle, de ce qui ne prête en rien à rire, de ce qui est considéré comme tabou ou peu convenable.

Nous avons ri de ces malades qui décrivaient leurs symptômes avec un langage assez fleuri, nous avons moqué les tics de notre bien aimé chef de service, nous avons brocardé la mort et imaginé quelques farces peu orthodoxes.

On a dessiné, caricaturé sur les murs celles et ceux qui nous enseignaient la médecine, les figurant dans le plus simple appareil et dans des postures pour le moins pornographiques, chose qui aujourd'hui serait considérée comme un délit passible des tribunaux ! Les wokistes ont même, depuis, fait effacer les fresques de salles de garde, s'indignant de l'emprise des machos et des mandarins sur la morale néomoderniste.

On s'est lancé des œufs, on a emmuré des copains dans leur chambre à grands coups de plâtre orthopédique, on a piqué un camion de flics, et inondé l'internat pour en faire une piscine. On a fait la fête et on s'est enivrés jusqu'au petit matin. Pour tenir. Pour oublier.

On s'est moqué d'à peu près tout le monde et souvent de nous-mêmes.

Mais on ne blessait jamais personne, même celles et ceux aux dépens desquels nous faisions nos blagues grivoises. Il y avait de la bienveillance dans cette méchanceté apparente, et les énormités que nous sortions étaient d'une telle ampleur, que personne de sensé n'y aurait accordé le moindre crédit. C'était un exutoire, une thérapie de groupe, une nécessité impérieuse de comique troupier, prodigué par une bande de carabins auxquels se mêlaient singulièrement les filles.

Les repos compensatoires n'existaient pas. Le lendemain, deux ou trois cafés ingurgités entre la salle de garde et le service, il fallait s'attaquer à la consultation. On m'amenait la pile des dossiers des malades à voir, puis la liste des fibros et des colos pour le lendemain. Tout cela me paraissait naturel, au point que je ne me souviens pas que cela ait nécessité quelque effort.

Les fibroscopies que je faisais sans anesthésie, avec des fibroscopes à vision directe de près de 2 centimètres de diamètre, peu maniables, sont désormais faites sous sédation courte au Diprivan, avec des appareils deux fois plus petits, deux fois plus flexibles, et projetant l'image sur grand écran avec une parfaite résolution. Je vis apparaître dans le milieu des années quatre-vingt les premières hépatites C chez des junkies, et nous restions désarmés devant la progression de la maladie. Moins de trente ans après, cette maladie était à portée des premiers antiviraux, et aujourd'hui parfaitement guérissable avec les produits de dernière génération, dont le désormais célèbre Sovaldi (sofosbuvir).

J'ai vu mourir dans le service les premiers malades atteints du Sida, maladie dont on ne savait pas grand-chose en 1984. Je revois avec angoisse les plaques noires sur leur peau, baptisées « syndrome de Kaposi », et qui confinaient ces malheureux à l'isolement. La peste était de retour. Peste… Pestiférés… Je me souviens de Willy Rosenbaum venant nous enseigner au staff du lundi matin les dernières actualités balbutiantes glanées au dernier congrès de San Francisco. J'entends les mots qui résonnaient à mes oreilles : c'est un virus, il est transmissible par voie sexuelle et sanguine. Pour le reste, on ne sait pas. La salive, peu probable, les muqueuses, possiblement, si elles sont irritées. Il faut se protéger quand on soigne ces patients.

Je me souviens enfin du scandale du sang contaminé, premier grand scandale sanitaire de l'époque moderne. Hélas pas le dernier. Responsable, mais pas coupable ? Pas certain. Qui aurait pu imaginer, vingt ans après, grâce aux efforts de la recherche fondamentale (l'identification du virus) et grâce à l'industrie pharmaceutique (trithérapie), que cette maladie mortelle fut chronicisée, et quasiment maîtrisée au point que le virus ne soit plus détectable chez certains patients ?

La chirurgie et l'imagerie médicale n'échappent pas à cet effet d'innovation exponentielle.

J'ai vu opérer mes patients de la vésicule biliaire à « ciel ouvert » et sortir au mieux au cinquième jour d'hospitalisation, alors qu'aujourd'hui la même intervention se pratique sous cœlioscopie, les malades sortant le lendemain, voire le soir même. J'ai connu la lecture difficile des premiers scanners, alors qu'aujourd'hui les appareils de dernière génération sont capables de détecter des tumeurs de quelques millimètres et de guider par la réalité augmentée la main du chirurgien.

Tout est allé si vite ; il y a néanmoins une chose pour laquelle j'ai toujours pris le temps : celui nécessaire à écouter, à expliquer au patient ce qu'il avait, ce qu'on allait faire, parfois à le rassurer, à lui tenir la main. Aujourd'hui, je suis convaincu que tous les progrès technologiques, toutes les innovations, ne pourront jamais dispenser le soignant, l'aidant, de cette relation humaine à la maladie et à celui qui en souffre. Comme si l'avenir de la médecine, l'enjeu du progrès, se retrouvaient au bout du compte dans les mains de son créateur : l'homme.

Finalement, le bon sens est à peu près la seule chose qui survit au progrès, car il reste somme toute le vecteur qui en limite l'invraisemblance.

Voilà donc ma première vie. Une vie assez banale, celle d'un médecin dont la vocation germait dans le phantasme d'un grand-père chirurgien. Elle aurait pu continuer ainsi des années. C'était toujours sans compter sur ces fichus papillons à l'effet tenace…

2 — Comprimés et petites pilules

« Ne demande jamais ton chemin à celui qui le connaît, tu risquerais de ne pas t'égarer. »

Nahman de Bratslav,
rabbin fondateur de la dynastie hassidique (1772-1810).

Paris, juin 1985.

— Allons, allons, un peu de silence... Mesdames, Messieurs, je tiens à saluer les excellentes prestations de nos Doctorants, qui ont toutes et tous, soutenu avec succès leur thèse de Doctorat en Médecine. Je tiens, par ailleurs, à souligner que nous avons, pour cette promotion, attribué une médaille d'or et deux médailles d'argent à trois de nos étudiants. Je vais, du reste, leur demander de venir me rejoindre sur l'estrade afin qu'ils puissent prononcer le serment d'Hippocrate.

Ainsi parlait le doyen de la faculté de médecine de l'époque, devant une salle remplie de mères, pères, frères et sœurs, émus de voir leur protégé franchir le Rubicon de la médecine : celui où l'on devient « docteur ». Nous nous rangeâmes en rang d'oignon, et, sous la baguette du chef d'orchestre, nous entonnâmes le fameux serment mis au goût du jour par l'Ordre des médecins :

« Au moment d'être admis(e) à exercer la médecine, je promets et je jure d'être fidèle aux lois de l'honneur et

de la probité. Mon premier souci sera de rétablir, de préserver ou de promouvoir la santé dans tous ses éléments, physiques et mentaux, individuels et sociaux.

Je respecterai toutes les personnes, leur autonomie et leur volonté, sans aucune discrimination selon leur état ou leurs convictions. J'interviendrai pour les protéger si elles sont affaiblies, vulnérables ou menacées dans leur intégrité ou leur dignité. Même sous la contrainte, je ne ferai pas usage de mes connaissances contre les lois de l'humanité.

J'informerai les patients des décisions envisagées, de leurs raisons et de leurs conséquences.

Je ne tromperai jamais leur confiance et n'exploiterai pas le pouvoir hérité des circonstances pour forcer les consciences.

Je donnerai mes soins à l'indigent et à quiconque me les demandera. Je ne me laisserai pas influencer par la soif du gain ou la recherche de la gloire.

Admis(e) dans l'intimité des personnes, je tairai les secrets qui me seront confiés. Reçu(e) à l'intérieur des maisons, je respecterai les secrets des foyers et ma conduite ne servira pas à corrompre les mœurs. Je ferai tout pour soulager les souffrances. Je ne prolongerai pas abusivement les agonies. Je ne provoquerai jamais la mort délibérément.

Je préserverai l'indépendance nécessaire à l'accomplissement de ma mission. Je n'entreprendrai rien qui dépasse mes compétences. Je les entretiendrai et les perfectionnerai pour assurer au mieux les services qui me seront demandés.

J'apporterai mon aide à mes confrères ainsi qu'à leurs familles dans l'adversité.

Que les hommes et mes confrères m'accordent leur estime si je suis fidèle à mes promesses que je sois déshonoré(e) et méprisé(e) si j'y manque. »

J'ai tenu à replacer ici intégralement ce serment, car je crois bon qu'il soit relu, tant par les patients, que par les médecins qui me font le plaisir de me lire. Il dit beaucoup sur l'esprit dans lequel la plupart d'entre nous exerçons, je le crois sincèrement, la médecine. Mais voilà, c'est un peu comme *La Marseillaise*, on a bien l'air en tête, mais on accroche parfois sur un ou deux couplets.

Quoi qu'il en soit, je garde un souvenir ému de ma soutenance de thèse, ce d'autant que je fis partie des lauréats médaillés. Je pensais à mon père qui, sans doute, aurait été content de me voir ainsi consacré dans ma vocation.

Le sujet de ma thèse m'avait été suggéré par François Fraisse, mon chef de service à Saint-Denis. Il me proposa de la faire sur ce qui était à l'époque, la plus grande série d'endocardites à *staphylocoques*, celle de l'hôpital Claude-Bernard où sévissaient le Pr Vachon et le Pr Serge Witchitz, ainsi qu'un de mes compagnons d'internat, le Dr Jean-Jacques Garaud qui devint par la suite un grand ami que je continue à voir encore aujourd'hui.

Le sujet n'était pas facile, et le moins qu'on puisse dire, c'est qu'il n'était pas au cœur de ma spécialité de gastro-entérologue. Mais je me pris au jeu, avec un réel plaisir à la rédiger et à la « taper » sur une énorme machine à écrire, une Olivetti, passant une ligne sur trois à corriger une faute de frappe avec du « Typex » blanc. Une horreur ! Ce sujet de thèse, fruit du hasard, allait en provoquer un autre.

Quelques mois plus tard, mon ami Jean-Jacques Garaud me proposa de déjeuner ensemble. Je l'avais un peu perdu de vue, et je savais, chose surprenante pour moi, qu'il avait décidé de quitter la médecine hospitalière, pour entrer dans l'industrie pharmaceutique, dans une société américaine du nom de Marion Merrell Dow. J'avais hâte qu'il me raconte sa nouvelle vie :

— Alors, camarade ! Raconte ! Te voilà chez les brigands !

Il eut un rire goguenard

— Écoute, cela fait maintenant six mois, et franchement c'est passionnant. Je m'occupe du développement d'un nouvel antibiotique qui va peut-être détrôner la vancomycine.

— Sérieux ? Comment s'appelle-t-il ?

— La téicoplanine. Et justement, ça tombe bien qu'on se voie, car je vais peut-être avoir besoin de toi.

— De moi ? fis-je étonné en avalant de travers une gorgée de vin.

— Oui. Tu es un de ceux qui connaissent le mieux les endocardites à staphylocoques. Tu peux nous aider à rédiger le dossier d'AMM (Autorisation de mise sur le marché)

— Mais je ne connais rien à la pharma ! m'exclamais-je.

On s'en fiche. Ce qui nous intéresse c'est l'expérience produite par ta thèse.

— Ah ? Si tu le dis… Pourquoi pas…

À la fin du déjeuner, il me proposa de rencontrer le directeur médical, le Dr Pascal Danglas. Nous déjeunions rue de Villiers à Neuilly, il nous suffisait de traverser la rue, le siège de l'entreprise étant juste de l'autre côté de la chaussée.

C'est ainsi que, consécutivement à la rédaction fortuite d'une thèse sur une infection réputée difficile à traiter, je me retrouvais à faire « des ménages » pour l'industrie pharmaceutique. Je découvrais, fasciné, un monde que je ne soupçonnais pas : celui de l'entreprise, de la recherche, du médicament, de la finance et en même temps du bien commun : la santé.

À la fin de ma mission, le président de Merrell de l'époque, un certain Pierre Julien, me convoqua dans son bureau :

— Je tenais à vous remercier pour la qualité de votre travail ! salua-t-il d'un ton jovial.

— Je vous en prie. Je suis content que vous soyez satisfait de mes services. Répondis-je poliment.

— Très.

Puis il porta son index sur ses lèvres, comme pour mieux mesurer ses paroles.

— Vous ne voulez pas rentrer chez nous ?

Je restais interdit. Puis après quelques secondes de sidération, je lui demandais de réitérer sa question comme pour me pincer et me ramener à la réalité :

— Moi ? Dans l'industrie pharmaceutique ?

— Oui, vous. Je crois que cela vous plairait beaucoup.

— Mais… mes malades.

— Vous pourrez continuer à faire des vacations à l'hôpital. Je n'ai pas de souci avec cela. Après vous verrez. Vous ferez un choix ! Qu'en dites-vous ?

Sur le moment, pas grand-chose. Mais après presque trente années passées dans l'industrie pharmaceutique, je me dis encore aujourd'hui que ce petit bonhomme à l'air malicieux avait vu juste.

Il me fallait évoquer dans ce chapitre ce long moment d'égarement, car il fut non seulement pourvoyeur de ce qui fut sans doute mes plus belles années professionnelles, mais aussi de ce curieux sentiment que la médecine ne m'avait jamais quitté.

De la médecine praticienne dont je n'aurais jamais cru pouvoir m'éloigner, je passais en quelques années à la fonction de dirigeant d'entreprise. D'abord directeur du développement commercial chez Merrell Dow, je fus ensuite directeur marketing de Parke Davis, avant de créer en France la filiale du groupe japonais Fujisawa, inventeur du tacrolimus que je mis sur le marché en France en 1996. Cette entreprise fusionna en 2004 avec une autre entreprise japonaise, Yamanouchi, pour former une nouvelle entité, Astellas dont j'assurai la présidence jusqu'en 2021. Pendant ces deux décades, je fus élu pendant 5 ans à la présidence du Leem (Les entreprises du médicament), unique syndicat de l'industrie pharmaceutique en France.

Ce parcours dans l'univers de la « pharma » me donna l'opportunité de mieux comprendre l'univers du médicament, mais surtout de me forger une réelle expérience entrepreneuriale et managériale, chose que les études de médecine n'enseignent pas ou mal. J'ai souvent pu le constater lors de mes immersions dans les hôpitaux, les méthodes de management de nombreux chefs de service et de PUPH datent un peu. Sans doute favorisé par une organisation plutôt pyramidale, le management hospitalier est volontiers autoritaire, directif et souvent paternaliste. Il y a chez les médecins de la fonction publique une certaine tendance à se livrer à une guerre d'égos. Si bien que l'autorité et le pouvoir sont dans bon nombre de cas entretenus chez ces praticiens comme des muscles chez un bodybuilder. J'ai toujours regretté que les doyens de faculté de médecine ne consacrent pas plus de temps à l'enseignement de matières telles que la philosophie, la psychologie, la gestion de projet, ou le management d'équipe. Elles pourraient trouver leur place dans une sorte de master postdoc, chez ceux qui embrassent une carrière hospitalière, une place de choix.

Si les choses ont néanmoins évolué dans le bon sens, les comportements des mandarins ont laissé quelques traces. De ce point de vue, le monde de l'entreprise a évolué probablement plus vite, bien qu'il y ait encore de nombreux progrès à faire. La nature humaine ne change pas, et les démons qui l'habitent ne se délogent pas facilement. C'est une des raisons pour laquelle j'ai toujours consacré beaucoup de temps à l'instauration d'une certaine philosophie de la relation humaine dans l'entreprise. D'aucuns appellent cela des « valeurs », mais je réfute ce mot que je trouve confusant, du moins dans ce qu'il signifie au regard de la morale. Ainsi que j'ai pu le dire dans un précédent ouvrage (*La philosophie au secours du management*, Éditions Odile Jacob, 2015), il me semble que l'essentiel réside dans la relation à « l'autre », à savoir la reconnaissance de l'autre comme l'indispensable témoin de sa propre identité. C'est en ce sens que le statut de manager invite à un état permanent d'interdépendance avec le monde qui nous entoure, et le management est en quelque sorte l'art d'exister par l'autre. Cela devrait être implicite pour un médecin qui se trouve naturellement exposé au devoir d'empathie. Toutefois, si ce précepte fonctionne dans la gestion des équipes, il faut reconnaître qu'il y a, en revanche, dans la relation entre le médecin et le patient, quelque chose d'un peu différent et de tout à fait singulier. D'abord parce qu'il existe une hiérarchie très spécifique entre ces deux individus, puisque l'un est souffrant, alors que l'autre est, jusqu'à preuve du contraire, en bonne santé. Ce n'est évidemment pas la même situation dans le cas d'un rapport hiérarchique d'entreprise. Ensuite, parce que le malade s'inquiète de ce qu'il ne sait pas encore, et que le second détient le savoir qui lui permet d'identifier l'origine du mal. Enfin, tous deux installent une relation de dépendance et de confiance implicite, sans laquelle la relation thérapeutique n'est pas possible. Quand on est médecin, on ressent souvent, comme le chef d'entreprise, un sentiment de pouvoir. Mais je crois, avec le recul, que le premier ressent une puissance un peu « divine » au sens de « pouvoir faire, pouvoir guérir », alors que le second jouit d'une puissance plus « virile » (même si c'est une femme) et plus égotiste, celle du « pouvoir sur les autres », donc du commandement.

Pour autant, ce que ces années d'industrie m'ont appris, c'est que l'homme doit tenter de s'arracher à lui-même et à ses expériences afin de mieux comprendre autrui, d'essayer de penser différemment, selon d'autres règles, en symbiose avec un autre écosystème, et ainsi dépasser le particulier de sa condition d'origine pour accéder à une prise en compte universelle des possibilités qui sont données de penser autrement.

De ce point de vue, au-delà de la relation avec les autres, l'idée même que je me faisais du médicament et de l'industrie qui le produit a considérablement évolué au fil des années. Avant d'être dirigeant dans l'industrie du médicament, j'étais un prescripteur critique de médicaments, ayant comme beaucoup de mes confrères une image assez sulfureuse de ce qui se trouvait derrière ces petites pilules et ces gros comprimés. Normal. On entretient d'abord le scepticisme sur ce que l'on ignore ou que l'on connaît mal. Mais aujourd'hui, même si je garde encore mon esprit critique à l'endroit de cet univers que j'ai côtoyé de près, je reconnais mon admiration pour l'incroyable créativité et intelligence dont il faut faire preuve dans la recherche, et l'impressionnante rigueur dans la gestion structurelle, commerciale et financière qui caractérise ces grands groupes. On aimerait parfois que l'hôpital s'en inspire, je suis certain qu'il y gagnerait en productivité et en efficacité.

Aujourd'hui, alors que je suis à nouveau retourné à la médecine, je mesure, lors de mes journées à l'hôpital, le fossé qui sépare l'organisation d'un géant de l'administration publique, un hôpital, de celle d'un géant de l'industrie, en l'occurrence ici, du médicament.

Laissez-moi vous citer quelques exemples éloquents :

Le premier a à voir avec la gestion des coûts. Dans une entreprise, la gestion budgétaire est guidée par deux principes fondamentaux : le profit et la comptabilité analytique. Par conséquent, la dépense est vue d'abord comme un investissement, et la pertinence de celui-ci sera évidemment jugée sur le rendement, la valeur contributive qu'il produit, et ce par département, plus que sur sa valeur absolue, même si l'entreprise dispose par ailleurs de services achats, chargés de contrôler les « justes prix » ainsi que les appels d'offres. La dépense publique, elle, est d'abord arithmétique. Elle procède d'additions, de soustractions et de pourcentages de remises, partant du principe que ce qui est « au catalogue » est nécessaire et utile. La gestion budgétaire centralisée aggrave quant à elle les tensions entre départements, selon la logique implacable que ce qui est donné à mon voisin est autant qui n'est pas donné à moi. Si bien que l'hôpital peut parfois, par son administration, générer sa propre absurdité qui se révèle dans des contrastes saisissants. Ainsi, par exemple, aux urgences, on peut se retrouver en déficit de pieds de perfusion, ne pas disposer du moindre otoscope pour regarder les oreilles, chercher pendant des heures un abaisse-langue, ou manquer tout simplement d'un box supplémentaire pour examiner les malades, alors que quelques étages au-dessus, de grandes salles bénéficient de robots chirurgicaux aux techniques des plus avancées, de grands écrans vidéo ornent des salles de réunion ou que des couloirs entiers donnent sur des portes fermées cachant des bureaux ou des espaces inoccupés. Dans une entreprise, du moins c'était le cas dans la mienne, aucun espace n'était inoccupé, chacun avait un endroit où travailler, on ne cherchait pas des heures une ramette de papier pour la photocopieuse ou un paquet d'enveloppes, et l'essentiel de la haute technologie se trouvait évidemment concentré là où il doit être : dans les centres de recherche.

Le deuxième exemple concerne la notion « d'utilité », que les philosophes tels que Kant, traduisent par la bonne volonté, c'est-à-dire l'action qui est bonne et juste par elle-même. Dans les deux cas, il y a beaucoup à redire, et l'entreprise comme l'hôpital chauffent parfois fenêtres ouvertes. Mais la déperdition d'énergie ne se fait pas au même endroit ! Dans les deux cas, ce qui « plombe » la fluidité et la justesse de l'action, c'est la peur. La peur me direz-vous ? Oui, la peur. La peur de se tromper, la crainte de prendre un risque mal calculé, la notion de moyens justifiés par la fin, le quoi qu'il en coûte, et même cette idée fausse qu'ont tous les pollueurs : « ce n'est pas mon petit gâchis qui va mettre en péril la planète ». Si bien qu'on surconsomme nos propres moyens, et que, obsédés par la peur de l'échec, on ne regarde pas à la dépense, pas plus celle du temps que celle des sous. Dans l'entreprise, le premier thermomètre de l'inutile, ce sont les réunions. Visioconférences, Zoom, Teams, réunion dans la grande salle, dans la petite parce que la grande est prise, postréunion à la machine à café, compte rendu de la réunion, mail de réception du compte rendu, et Outlook pour fixer la suivante où l'on fera le point sur la précédente… Tout est fait pour que la décision soit comme on dit chez Mac Kinsey : « matricielle ». La matrice, sorte d'utérus plasmatique annihilant l'idée même de responsabilité individuelle, est le plus grand paravent que l'entreprise ait inventé pour soi-disant se prémunir des risques d'une gouvernance autocratique. Le résultat est parfois désastreux, et beaucoup de collaborateurs passent aujourd'hui plus de temps à se réunir qu'à agir. À l'hôpital c'est un peu différent. L'idée qui prédomine chez beaucoup de médecins, c'est que l'on va « faire des analyses », et après on verra. Bref, ne lésinons pas sur les moyens. Ainsi n'est-il pas rare qu'un patient aux urgences se voie à nouveau prescrire une biologie qu'il a faite la veille en ville, tout comme des radios dites « systématiques », même sur une entorse de toute évidence bénigne, on ne sait jamais, ou encore ces innombrables scanners qui allongent sans fin la durée d'attente des patients dans les couloirs, et qui empiètent de plus en plus sur la sémiologie et un bon examen clinique. La judiciarisation de la santé a certainement contribué à cet « excès » de moyens, mais plusieurs analystes et économistes de la santé (y compris la

CNAM) s'accordent à dire qu'environ 25 % des examens prescrits sont inutiles. Et je ne parle pas des prescriptions de médicaments pour lesquelles la France est dans le percentile haut des pays de l'OCDE pour des produits tels que les antibiotiques, les psychotropes, les anxiolytiques ou les antalgiques.

Le troisième exemple que je voudrais citer ici est celui qui est inhérent au modèle économique de l'un et de l'autre des deux univers : la question de la qualité. Dans l'industrie pharmaceutique, la qualité est par essence au cœur du métier, c'est même, en théorie, son ADN. Ceci pour deux raisons essentielles. La première est liée à sa compétitivité. L'innovation, la qualité du médicament, son bénéfice, sa tolérance, sa galénique, et la pureté de sa fabrication sont par principe les déterminants de son succès commercial. Par conséquent, il serait, pour un industriel du médicament, tout à fait suicidaire de ne pas faire le pari de la qualité et de l'innovation. La deuxième raison est réglementaire. La réglementation régissant les lois de la fabrication et de la commercialisation des médicaments constitue un tamis de filtration à travers lequel il est difficile de passer si la qualité n'est pas au rendez-vous. Si bien que, si le volume reste un facteur important dans le succès commercial du médicament, il reste néanmoins consubstantiel de sa performance qualitative. Le modèle économique hospitalier repose sur un mécanisme mis en place au début des années 2000, qui poursuivait au départ un tout autre objectif : celui d'éviter la cacophonie de l'attribution des budgets sur la base d'enveloppes fermées, et surtout de rémunérer les hôpitaux sur le principe de la proportionnalité de leur activité, c'est-à-dire de la nature et de la quantité des soins prodigués : c'est la fameuse T2A ou tarification à l'activité. Même si elle ne représente qu'un peu plus de la moitié du financement des établissements publics (les autres recettes étant tributaires de soins qui ne sont pas liés à l'hospitalisation), il faut admettre qu'elle pèse d'un poids non négligeable dans une culture du « quanti » à tout prix. Si bien que, pour les hôpitaux (et c'est aussi vrai pour l'hospitalisation privée) efficience et volume sont plus ou moins liés. Cette culture du « volume » se retrouve partout dans notre système de soins, et, immanquablement, il ronge petit à petit cette idée frappée du coin du bon sens, à savoir qu'en santé, la priorité c'est d'abord l'accès aux soins et la qualité de ces derniers. Par conséquent, ce modèle économique essentiellement construit dans une logique comptable, manque cruellement d'indicateurs de performance objectivés par les résultats obtenus à travers les actes prodigués à l'hôpital, et ce, dans le temps long (morbi-mortalité, complications postopératoires, infections nosocomiales, effets secondaires, etc.), ainsi que de critères qualitatifs tels que la satisfaction des patients, les délais d'attente de consultation, la qualité des soins, l'équipement, l'hospitalité ou encore les repas… Il semble qu'au gré des successions ministérielles avenue de Ségur, un certain consensus se dégage pour évoluer vers plus d'indices de qualité. Mais de la coupe aux lèvres…

Quant au médicament, que j'ai suivi dans sa conception, son développement, que j'ai commercialisé, promu et encadré, bref que j'ai apprivoisé au cours de ces trente années, j'ai l'impression de ne jamais y avoir prêté autant d'attention qu'aujourd'hui, au moment où je le prescris sur DxCare (système informatique gérant le dossier patient à l'hôpital Georges-Pompidou).

Assis à ma console, devant l'écran de mon ordinateur, je vais maintenant faire les prescriptions pour ce patient âgé que je vais faire admettre au service porte. Il me faut faire non seulement les prescriptions pour soigner la maladie pour lequel il consulte, mais aussi toutes celles inhérentes à ses nombreuses pathologies chroniques pour lesquelles il est suivi : une hypertension artérielle, un trouble du rythme, de l'arthrose, un diabète non insulino-dépendant, un adénome de la prostate, et un glaucome à angle fermé. Soit 7 médicaments, tous capables de générer des bénéfices, certes, mais aussi des effets secondaires et des interactions entre eux. J'ouvre le logiciel de prescription et pousse un soupir…

— Il a quoi ton patient ? me demande ma collègue Anabela assise en face de moi, qui s'occupe des « pré-portes ».

— C'est un monsieur de 85 ans. Il vient pour une rétention aiguë d'urine sur une probable infection urinaire… On va le garder au « porte », répondis-je sans décoller les yeux de mon écran.

— Je t'entends soupirer ! s'amuse Anabela.

— Oui. Comme d'habitude. Je déteste prescrire sur ce logiciel. C'est d'un compliqué ! J'ai presque dix médocs à me tartiner ! dis-je agacé.

Il faut bien reconnaître que j'ai pour autre circonstance atténuante que mon âge avancé, la conception pour le moins étrange de ce logiciel dont l'HEGP fait l'exception, les autres hôpitaux de l'Assistance publique de Paris ayant fait le choix d'Orbis qui, soit dit en passant, ne vaut guère mieux au dire de ses utilisateurs. Il faut se représenter l'écran de DxCare quand on clique sur l'icône figurée par une petite gélule pour faire les prescriptions médicamenteuses. Un tableau de bord de Boeing 747. Il y a tout d'abord un onglet dans lequel vous devez taper la DCI du médicament (dénomination commune internationale) parfois non reconnue par le logiciel, pour peu que celle-ci soit un nom composé (genre valproate de sodium pour Depakine). Une fois votre choix confirmé, il vous est proposé plusieurs options en fonction des dosages, de la forme galénique, du soluté de perfusion. La vigilance est de mise. Apparaît ensuite un écran comprenant pas moins d'une vingtaine de fenêtres interactives entre elles, pour sélectionner la quantité à administrer, le cas échéant la forme, le débit d'injection, le nombre de jours de prescription, le caractère itératif ou non de l'administration, les horaires, le séquençage des doses… Là encore, vous avez beau savoir exactement ce que vous voulez, le processus de validation nécessite une certaine dextérité et un peu de patience. Le point positif est que le logiciel est doté, comme c'est souvent le cas, d'une alarme de conformité de la prescription, en particulier en ce qui concerne la posologie. On peut regretter toutefois, qu'il ne dispose pas des mêmes alarmes en ce qui concerne les interactions médicamenteuses.

— Ça y est ! J'ai fini !

— Ben tu vois, tu commences à prendre l'habitude…

— Oui, enfin je préfère vérifier plutôt deux fois qu'une !

Cette gestion informatique des prescriptions, gage des temps modernes, a sans aucun doute des avantages en termes de clarté, de précision, de planification et surtout de transmission au personnel soignant. Mais pour ceux de ma génération qui ne sont pas nés avec un ordinateur sur les genoux, cela reste une épreuve où le gain de temps est un peu questionnable.

Quoi qu'il en soit, cette attention toute particulière que je porte aujourd'hui à la prescription, renforcée par la vigilance qu'en impose la saisie numérique, me fait regarder le médicament comme un bien précieux, une prouesse thérapeutique dont le maniement et l'usage doivent être précis et justes. Sans doute revêtait-il une image plus conceptuelle, plus « chimique » et quelque part plus abstraite, lorsque j'en avais la responsabilité de fabricant.

Par ailleurs, il n'échappera à personne que selon le côté du manche où l'on se trouve, la prescription coûte ou rapporte… Ce n'est évidemment pas la même chose en termes de perception. Néanmoins, j'ai pu à mainte reprise constater l'ignorance de mes consœurs et confrères sur le prix des médicaments qu'ils prescrivent. Tout juste savent-ils les ranger dans deux catégories, « cher » ou « pas cher », en se référant pour l'essentiel au fait qu'ils soient génériqués ou pas.

Là encore, de mon point de vue, il y a quelques progrès à faire sur l'enseignement de la médecine, en inculquant aux étudiants des notions d'économie de la santé dont ils seraient bien inspirés de maîtriser les bases. La notion de « santé gratuite » n'est pas un biais comportemental propre au patient. Elle a, malheureusement, déteint aussi chez les médecins, en particulier à l'hôpital. La santé n'a pas de prix pour tout le monde. Mais curieusement personne n'en mesure le coût réel, à part le payeur bien sûr. Je voudrais illustrer cela à travers une petite anecdote. Un jour que j'étais au « court » (le parcours où l'on oriente la petite traumatologie et les pathologies bénignes) un de mes internes me rendit compte d'une jeune patiente qui s'était tordu la cheville en trottinette. Elle me présenta le dossier en quelques secondes comme une entorse bénigne du ligament latéral externe, illustrant son propos de l'immanquable radio de cheville de face et de profil, sans fracture cela va de soi. Et de conclure qu'elle allait lui mettre une botte orthopédique fournie gracieusement pas l'hôpital. Il n'y avait, sur le fond, rien à redire. Pour autant je lui proposais de revoir ensemble la malade. Je pus ainsi lui montrer par un examen soigneux et le testing de la cheville de cette jeune fille que le diagnostic d'entorse bénigne pouvait largement se passer de radio. Et d'une. Ensuite, je lui fis remarquer que la fourniture d'une botte orthopédique à 50 € HT pour une pathologie traumatique somme toute légère, pouvait avantageusement être remplacée par un strapping avec une bande d'Elastoplast, dont le coût de revient ne doit pas excéder 30 centimes d'euros. Ce qui me déconcerta fut sa réponse :

— Mais on ne nous a pas appris à faire des strappings !

Autrement dit, la facilité de prescription, la commodité du matériel orthopédique acheté sur les deniers de l'hôpital et la non-maîtrise de leurs coûts conduisent non seulement à une sorte de non-pertinence des soins, mais pire, à une disparition de l'enseignement de certaines pratiques alternatives, tout aussi efficaces et moins coûteuses. L'ancien que je suis se fit donc un plaisir de lui transmettre la technique ancestrale d'un bon strapping !

Par conséquent, dès lors que l'on est confronté à la santé sous trois angles, celui du patient que je suis comme tout le monde, celui de l'industriel et celui du médecin prescripteur, il est assez amusant de constater que, par construction, on apprécie la valeur du système qui la sous-tend de façon plus synthétique. La question de la « valeur » de l'offre de soins, et le médicament en est une composante essentielle, me préoccupe depuis longtemps. J'ai donc mis à profit ces longues années dans l'industrie du médicament pour me faire une sorte de religion autour de ce sujet. J'aime à la partager aujourd'hui avec les étudiants en master santé, auprès desquels il m'est donné l'opportunité d'enseigner. Voici en quelques mots en quoi consiste mon théorème autour de la valeur du soin en général, et de celle du médicament en particulier.

Il convient d'abord de s'entendre sur la signification des mots. En effet, lorsqu'on s'intéresse à l'organisation de la santé et à son économie, la question de la valeur ne peut être abordée ni sous l'angle du prix ni sous l'angle du coût pour la collectivité, même si l'un et l'autre sont indirectement corrélés à celle-ci. Car si tel était le cas, on en déduirait que tout ce qui est cher ou qui impacte fortement le budget de la Sécurité sociale, est par définition ce qui a le plus de valeur pour la santé. Or, en particulier dans le cas du médicament, cela peut s'avérer totalement faux : les corticoïdes, les antihypertenseurs, les diurétiques, les anesthésiques, les bêtabloquants, par exemple, sont des médicaments essentiels dont on ne pourrait se passer médicalement parlant, et pourtant, leur coût unitaire n'est aujourd'hui que de quelques centimes. À l'inverse, certains nouveaux anticancéreux apportent indéniablement un progrès significatif dans la survie de certains patients, sans pour autant pouvoir les guérir, et coûtent plusieurs centaines d'euros par jour. On peut donc admettre que la valeur ne peut se résumer à l'innovation, même si l'innovation a, en théorie, une valeur incontestable. Et c'est là une des grandes questions philosophiques liées au progrès. Comment le définir, et surtout, comment le définir sans en faire un concept exclusif de la valeur et de ce qu'elle vaut d'un point de vue économique ? Quand on paye l'innovation, que paye-t-on au fond ? Tout d'abord, je dois avouer que je ne suis pas d'accord avec la définition de l'innovation que donnent beaucoup de mes amis de l'industrie pharmaceutique, et cela m'a parfois valu quelques passes d'armes, y compris quand je présidais le Leem. En effet, dans l'industrie du médicament, le mot innovation a tendance à être employé sans retenue, dès lors que l'on estime avoir apporté un bénéfice pour la santé avec une petite « prime » au cancer où, pour certains, toute amélioration de la survie, même de quelques mois, est considérée comme innovante, pendant que d'autres n'hésitent pas à qualifier l'innovation de « rupture » quand elle ouvre à un changement majeur dans la stratégie thérapeutique. On ne peut pas tout à fait leur donner tort. Néanmoins, sans doute du fait d'être à nouveau au chevet des patients, j'ai un peu évolué sur cette théorie.

Il me semble tout d'abord que le terme d'innovation n'a pas besoin de superlatif ou de qualificatif de pondération. Elle est ou n'est pas. Ensuite, elle ne peut se résumer au seul constat de la nouveauté et de son bénéfice théorique. Il doit y avoir, pour être innovant, deux conditions essentielles à remplir :

— La première est que l'innovation doit s'imposer comme un nouveau standard ou une nouvelle norme dans la pratique courante, donc ici, dans la stratégie thérapeutique.

— La seconde est qu'elle doit être accessible à tous, respectant ainsi l'idée forte que je fais mienne aujourd'hui, à savoir que la santé est un bien commun.

On pourrait même en rajouter une troisième ; elle doit préserver l'écosystème dont elle est issue.

Ainsi puis-je considérer la fusée d'Elon Musk comme tout à fait incroyable techniquement parlant, pour autant, je peux douter qu'à ce stade elle modifie les standards de performance des lanceurs de satellites, et surtout, qu'elle change ma vie au quotidien à court ou moyen terme. Je ne parle même pas de la possibilité de me la payer ou de son bilan carbone !

Peut-on par conséquent la qualifier d'innovation ? Je vous laisse répondre à la question.

Dans la santé, surtout dans sa dimension globale, ces deux critères, normatif et universalité, me paraissent indispensables pour parler d'innovation. Cela ne réfute pas l'idée que le reste participe au progrès, même à « petits pas », mais alors il faut être capable de le financer sur le temps long sans compromettre l'accès aux soins. C'est la raison pour laquelle je suis aujourd'hui convaincu que le financement de notre système de soins doit d'abord se concentrer sur ce qui porte la « valeur », et que la valeur doit rester une notion universelle de santé publique, à savoir ce qui produit le plus grand bénéfice pour le plus grand nombre. Le reste, y compris les plus grandes prouesses thérapeutiques sur des maladies rares, telles que la thérapie génique, ne peut être financé que dès lors que la valeur, au sens où je l'ai définie, est préservée et garantie pour tous.

Ce raisonnement vaut du reste pour notre système hospitalier qui, au fil des dernières années, a eu une fâcheuse tendance à se lancer dans une sorte d'auto-compétition à l'armement technologique, allant jusqu'à surspécialiser certains services, et ce au détriment de la médecine essentielle. Laissez-moi vous prendre un exemple : dans l'hôpital où j'exerce, il y a un service d'orthopédie de grande qualité. Celui-ci, à l'ouverture du centre hospitalier, prenait en charge l'essentiel de l'orthopédie courante et lourde, à l'exception des interventions sensibles nécessitant une certaine expérience, telles que celle de la chirurgie de la main. En ce temps-là, l'ultraspécialité était centralisée. C'étaient les grandes heures du fameux « SOS mains » qui orientait les patients victimes, par exemple, de plaies de la main, vers des centres de référence. Pour des raisons un peu étranges d'organisation et de distribution de l'offre de soins (sous la tutelle des ARS — Agences régionales de santé), le service d'orthopédie de Georges-Pompidou est devenu aujourd'hui un service qui ne fait quasiment plus que du « membre supérieur », y compris bien sûr la chirurgie délicate de la main. En revanche, quand nous sommes confrontés, aux urgences, à une fracture de la hanche, sauf cas exceptionnel, nous sommes contraints de passer un certain temps à faire transférer le malade à Cochin, voire dans le secteur privé quand il n'y a pas de place. Bref, pour encourager la performance de l'ultracomplexe, on rend le parcours de soins d'une pathologie fréquente et somme toute banale, la fracture du col du fémur, ultracomplexe lui aussi. Je ne suis pas certain de voir du progrès, encore moins de l'innovation là-dedans. Et des exemples comme celui-ci ne manquent pas à l'appel !

La notion de valeur est par ailleurs intrinsèquement liée à une autre idée fondamentale que je me suis faite de la médecine : celle du juste usage de la prescription. À cet égard, on peut dire que le « remède » est à la médecine ce que Janus est à la mythologie romaine : un dieu bifrons, c'est-à-dire à deux visages, symbolisant les commencements, les fins, le passage des portes et les choix. Ainsi en est-il de la façon dont on use ou abuse du système de soins, on peut en faire un remède ou un poison. Dans une certaine mesure, on peut dire que l'appréciation de la valeur est consubstantielle de la manière dont on en fait usage. De ce point de vue, on doit considérer le soin, l'opération chirurgicale, le médicament, l'hôpital et même le médecin ou l'infirmier comme un bien précieux qu'il nous est interdit de gâcher, en particulier en en faisant un usage inapproprié. Et de ce bon usage dépend la conservation de la valeur.

En médecine, et particulièrement avec le médicament, le mésusage peut revêtir plusieurs aspects. Tout d'abord il peut s'agir bien évidemment d'une utilisation à mauvais escient, c'est-à-dire pour une indication dont le rapport bénéfice/risque serait mauvais. Ainsi en va-t-il par exemple de la consommation des antibiotiques en cas d'infection virale, de l'usage des anxiolytiques comme somnifères, ou encore des affaires de dopage dans le milieu sportif. Il faut inclure également dans le mésusage l'inobservance du patient à son traitement : médicament acheté et non pris, arrêt du médicament en cours de traitement, oublis ou doublement volontaire des prises, mais aussi non-présentation à un rendez-vous médical pris sur Doctolib, ou non-respect d'une prescription d'examen complémentaire indispensable à l'instauration d'un traitement. Le mauvais usage, c'est enfin l'abus des soins de façon non justifiée : répétition inutile d'examens biologiques ou radiologiques, usage des « urgences » comme une consultation médicale ouverte H24, usage non justifié d'arrêts de travail, et tourisme médical. Tous ces exemples sont autant de situations qui déprécient la valeur de notre système de soins, et exposent même, dans une certaine mesure, à l'accroissement des risques liés à leur consommation, en particulier lorsqu'il s'agit du médicament, dont tout le monde sait qu'il est, par essence, pourvu de potentiels effets secondaires et d'interactions médicamenteuses. Ce phénomène de dépréciation est d'autant plus préoccupant qu'il s'inscrit dans cette fausse idée qu'ont la plupart des usagers : la gratuité des soins. Je reviendrai sur ce sujet plus loin à travers quelques exemples.

Par conséquent, si l'on veut prendre soin du soin, si l'on veut en préserver la valeur et ménager son coût, il faut nécessairement en passer par l'éducation. L'éducation des professionnels de santé, au cours de leurs études, mais aussi le long de leur parcours professionnel, sur le thème du bon usage, de la sécurité et de l'éthique des soins. Il y a, de toute évidence, un énorme effort à faire sur ces sujets. Éducation des patients ensuite, dont l'information sur les soins qu'ils reçoivent, si elle s'est considérablement améliorée depuis la loi de mars 2002, reste perfectible, du moins sur la pédagogie avec laquelle elle est délivrée. Je reçois, à ce titre, de nombreux témoignages de patients qui m'avouent ne rien avoir compris à la nature des examens qu'ils ont subis ni à leur objectif, ou qui ne savent tout simplement pas à quoi servent les médicaments qu'ils prennent. Éducation du citoyen sur la prévention, sur le dépistage précoce, sur la vaccination, sur le médicament, et ce, dès le plus jeune âge. Cela aurait de toute évidence un effet positif sur la connaissance de nos concitoyens sur les sujets de santé, un meilleur respect de son usage, et sans doute un effet limitant sur la propagation de *fake news* sur les réseaux sociaux. On pourrait, du reste, au titre d'une mission de service public, imposer aux compagnies d'assurances privées et aux mutuelles de contribuer, sous le contrôle de la Haute Autorité de santé, à la meilleure formation de la population sur tous ces sujets. Enfin il nous faut éduquer le politique. Lui qui légifère sur la santé à longueur de journée est, dans la grande majorité des cas, ignorant sur ce sujet qui est pourtant inscrit au titre des 3 priorités des Français dans tous les instituts de sondage. Au cours de ces années « industrielles », j'ai eu à participer à de nombreux débats avec le monde politique, et même à contribuer à l'élaboration de plateformes programmatiques sur le système de soin. Le politique fait, avec la santé, de la politique, comme il en fait avec de nombreux autres sujets sociétaux ou environnementaux : il la teinte de la couleur de ses opinions et de celles de son électorat. Or, en matière de santé publique, je suis aujourd'hui persuadé qu'il faut avoir une approche universelle, non partisane, guidée par le bien commun et surtout évolutive. Car ce qui caractérise la nature des décisions qui sont à prendre pour faire évoluer notre système de soins, ce n'est pas tant l'opinion qu'on a de lui, mais plutôt l'incroyable mutation à laquelle il est exposé par les progrès de la science, la technologie ou encore l'intelligence artificielle. Ce sont eux qui guident nos choix. Janus à deux visages, l'un qui regarde derrière, vers le passé, l'autre devant vers l'avenir. Le passé est utile pour en tirer les enseignements et se souvenir d'où l'on vient, l'avenir est essentiel, car il détermine nos choix au gré des évolutions portées par le monde moderne.

Après trente années passées dans l'industrie pharmaceutique, il m'a fallu, pour redevenir médecin, réapprendre ce que j'avais oublié, écouter avec humilité celles et ceux, souvent plus jeunes que moi, qui détenaient le savoir qui s'était imposé sur ces trois décades, et comprendre le monde moderne que je voulais à nouveau embrasser. Cette décision de revenir à la médecine, je l'ai prise conscient du travail que cela me demanderait. J'ai été en cela encouragé par ma compagne qui a joué un rôle essentiel dans cette quête, et j'ai bénéficié du regard bienveillant de mes enfants, et surtout du soutien de Nicolas

Revel, directeur général de l'APHP, et de Philippe Juvin qui m'a accueilli dans son service. Je fus pendant huit mois, je crois pouvoir le dire, le plus vieux stagiaire des hôpitaux de Paris. Tout ce chemin n'aurait pas été possible sans l'enseignement des infirmières, des médecins, juniors et séniors qui m'a été prodigué. Qu'ils en soient chaleureusement remerciés.

Avril 2024, Paris, rue Erlanger.

Je regarde derrière : au loin, dans mes souvenirs intacts, j'aperçois la double porte des urgences de l'hôpital Delafontaine, qui s'ouvre et se referme en faisant ce « clac-clac » agaçant. Plus loin les brancards, puis les box éclairés de cette lumière tamisée blanche, il y a là Christian, Franck, Bruno, Georges, mes fidèles compagnons de l'époque. Ils me sourient. J'avance vers eux. Je suis avec mon pyjama « vert n'importe quoi », je cherche machinalement dans mes poches mon bip jaune… Où l'ai-je donc fichu ? C'est drôle, tout le monde est là, je ne les entends pas… Je suis bousculé par une civière poussée par deux pompiers, transportant un blessé dans sa coquille. Qu'est-ce qu'il s'est fait celui-là ? J'accélère le pas, je suis en retard… Mais où ai-je donc fichu ce bip ? Il sonne. Il ne doit pas être loin. Il sonne encore…

J'éteins mon réveil.

Je me lève, je prends mon petit-déjeuner en écoutant les infos de la matinale. On est mercredi. Ça va être une belle journée !

Je flâne avec une tasse de café, et procède de façon rituélique à la lecture du *Parisien* qui m'est livré, comme chaque matin, sur le pas de ma porte. J'aime ce calme du petit jour, ce temps délicat où l'on reprend contact avec le réel. Je regarde l'horloge. Huit heures, il faut que je m'agite : à la douche !

Habillé, je prends une deuxième tasse de café.

Je bois une gorgée en fermant les yeux.

Mes clés cliquettent dans ma poche. Dans l'ascenseur je me pose toujours cette question stupide : ai-je bien fermé la porte ! J'enfourche mon vélo et m'enivre de la fraîcheur du petit matin.

Je traverse le pont de Garigliano, une bourrasque s'invite sur mon parcours. Je monte la rampe qui me conduit au parking des urgences, et y range soigneusement ma monture.

Face à moi, la porte vitrée, dans un bruit feutré, s'ouvre sous la commande de mon badge sur un grand couloir encombré de brancards. L'agitation ordonnée et disciplinée des urgences de l'HEGP. Le vigile à l'entrée me salue poliment.

Dans la grande salle d'attente, des malades patientent.

Je m'assois à mon poste de travail non sans avoir dit bonjour à tout le monde.

L'infirmière d'accueil et d'orientation (IAO) vient glisser une pochette jaune dans le porte-documents du bureau des médecins :

C'est une petite dame de 82 ans qui nous est envoyée par son médecin traitant pour une dyspnée avec une fièvre à 38 °C. Elle désature à 92 % sous air ambiant. Je l'ai installée dans le box 9.

J'enfile ma blouse blanche.

C'est parti !

3 — Sagesse et misère du grand âge.

« Quand on se fait vieux, on se réveille chaque matin avec l'impression que le chauffage ne marche pas. »

Romain Gary

Il fait gris aujourd'hui. C'est un mercredi maussade d'automne, balayé par une petite bruine et un vent frais que les météorologues qualifient « de saison ». Je n'aime pas l'automne. Ce n'est pas une saison, c'est un entre-deux, c'est un presque-hiver et plus tout à fait un été. C'est cela, c'est un « presque » qui nous fait tout conjuguer au conditionnel : on pourrait presque déjeuner dehors, on pourrait presque prendre un parapluie, on devrait presque mettre une petite laine… On ne sait jamais avec l'automne. C'est une saison en forme de pochette-surprise. Souvent mauvaise d'ailleurs. La nuit tombe plus tôt, et les feuilles, quant à elles, sont déjà par terre. C'est une saison qui inspire parfois les regrets. On les conjugue aussi avec ce « presque » empreint d'un peu de tristesse : « on aurait presque pu… » phrase triste de la vieillesse qui, comme le temps dehors, garde en équilibre sur la boîte de Pandore un instant de nostalgie. On regarde par la fenêtre. La rue, telle une photo en noir et blanc, se révèle dans l'eau qui couvre la chaussée. Attention de ne pas glisser.

— J'ai mis une petite dame au 12 ! c'est une chute avec TC sans PC (comprendre : traumatisme crânien sans perte de connaissance). Elle a mal à la hanche et a une petite plaie du cuir chevelu.

J'attrape le dossier. Je regarde la fiche faite par l'IAO. Henriette T., 84 ans. Henriette. Un prénom qui résonne comme un soupir, celui des années de guerre. Je consulte ses antécédents : hypertension artérielle, arthrose, cholécystectomie en 2001, trouble du rythme auriculaire paroxystique… ah merde, elle doit être sous anticoagulants. Je tourne la fiche pour consulter la liste des traitements : amlodipine, ibesartan, paracétamol, bromazepam… apixaban ! bingo, elle est bien anticoagulée.

— Allons voir cette patiente. Dis-je à l'externe qui venait juste de prendre son quart.

Box 12. Henriette est allongée là, sur son brancard. Ses cheveux gris s'entremêlent autour d'une mèche rougie par un peu de sang coagulé. Son visage grimace à chaque fois qu'elle tente de se relever un peu. Elle est vêtue de la casaque bleue que l'on enfile aux patients qui sont déshabillés à leur entrée. Un peu froissée, la tunique laisse entrevoir une épaule dénudée et les électrodes blanches collées sur sa peau pour réaliser l'électrocardiogramme. Elle a toujours son pantalon de flanelle grise, et même ses souliers vernis. Sa main gauche cramponne la barre de sécurité qui a été remontée, tandis que sa main droite, un peu tremblante, frotte doucement la cambrure de sa hanche qui la fait visiblement souffrir.

— Bonjour Madame ! Je suis le médecin qui va s'occuper de vous ! Alors qu'est-ce qui vous est arrivé ? lui demandais-je en lui prenant la main.

— Oh je ne sais pas… Je suis tombée dans la rue.

— Vous avez trébuché, glissé sur le trottoir, ou vous avez fait un malaise ?

— J'ai glissé, enfin je crois. Je ne me souviens plus très bien. Je me suis cogné la tête et puis j'ai mal à la hanche aussi. Je ne peux plus la bouger.

— On va regarder cela, répondis-je en lui faisant un petit sourire.

Avant de l'examiner, je commençai par m'enquérir des conditions dans lesquelles vivait cette personne, et m'intéressai en premier lieu à son environnement : a-t-elle une aide à la maison, encore un mari, des enfants, est-elle accompagnée de quelqu'un… J'ai toujours pensé que, sauf urgence vitale, il ne fallait pas se ruer sur les patients en les bombardant de questions sémiologiques sur leur état de santé. Il faut d'abord les détendre, les rassurer, et même, dans la mesure du possible, les faire un peu rire. Surtout les personnes âgées. C'est du reste une bonne façon de tester leur degré de cognition et leur état de conscience, surtout après un choc crânien. Je ne fis pas échapper Henriette à la règle :

— Quel âge avez-vous, Madame T ?

— 84 ans ! répondit-elle

— Vous ne les faites pas ! lui dis-je d'un ton flatteur

— Oh, dit-elle, à mon âge, le poids des ans est si lourd que je n'ose les soulever !

Je reconnaissais dans cette remarque la patte de l'écrivain Alfred Jarry. J'osai lui demander ce qu'elle faisait comme métier quand elle était plus jeune.

— J'étais prof de français ! me dit-elle avec un rire amusé, suivi d'une grimace de douleur.

— Je l'aurais deviné ! je vais vous examiner si vous le voulez bien. Je vais jeter un œil sur votre plaie du cuir chevelu et après on va regarder la hanche. On va y aller doucement, ne vous inquiétez pas.

Henriette était plutôt en bonne forme jusque-là. Elle avait quelques soucis cardiovasculaire, mais somme toute assez banals pour une femme de cet âge. Autonome, vivant seule à domicile avec une aide-ménagère deux fois par semaine, elle avait deux enfants, et 4 petits enfants. Ses deux enfants vivaient tous deux en province, elle n'avait pas souvent l'occasion de les voir, et ne pouvait guère compter sur eux en cas de souci. Henriette faisait partie de ce grand âge qui vieillit plutôt bien, mais suspendu au fil un peu effiloché du mauvais coup. Le moindre pépin se paye cash. L'examen clinique que je réalisais avec l'externe fit le tour de la question en quelques minutes : une petite plaie en arrière du crâne sur laquelle il fallait mettre deux points de suture, une hanche dont on pouvait raisonnablement suspecter une fracture du col, le reste de l'examen clinique ne soulevant pas d'inquiétude particulière. Elle n'avait, a priori, pas fait de malaise, l'examen cardio-vasculaire comme l'ECG étaient rassurants, elle n'avait pas de céphalées et le bilan neurologique était normal. Je lui expliquais avec soin ce que nous allions faire et combien de temps cela prendrait : la suture, la radio de hanche et du bassin, et le bilan biologique. Ensuite, nous devrons faire un scanner cérébral de sécurité, motivé essentiellement par le traumatisme crânien sous anticoagulants, et par conséquent, le risque d'hématome intracrânien. Je lui proposais enfin de lui passer des antalgiques plus puissants, convenant avec elle qu'avec toutes ces misères, ce n'est pas la peine d'avoir, de surcroît, à souffrir de la douleur. Cette évidence la fit à nouveau rire.

Deux heures après nous étions fixés. Fracture du col du fémur, scan normal, bilan biologique normal et plaie suturée. Le plus dur restait à faire : lui trouver une place en orthopédie dans un hôpital ou une clinique du secteur pour qu'elle puisse être opérée rapidement. C'est en fin de compte ce qui nous a pris le plus de temps. Le parcours de soins de ces malades est un peu comme leurs artères, il finit toujours par se rétrécir quelque part.

Henriette, dont on envierait presque l'élégance de son savoir vieillir, avait en quelques secondes sérieusement compromis son quotidien : du fait d'une mauvaise chute sur un sol mouillé d'un automne trop humide, son autonomie, du moins à court terme, allait être remise en question. Même si l'on opère très bien les cols du fémur chez les personnes âgées, même si on les fait lever dès le deuxième jour, une intervention chirurgicale, a fortiori orthopédique, n'est pas anodine à 84 ans. Si bien que je ne m'inquiétais guère de l'intervention, mais plutôt de sa prise en charge postopératoire, de sa rééducation et surtout de son soutien à domicile.

Si je relate ici le cas d'Henriette, c'est qu'il soulève plusieurs questions sur le grand âge et sur les conséquences des accidents de vie liés au vieillissement.

Le premier sujet va nous faire revenir sur la discussion du chapitre précédent, à savoir le bon usage des médicaments. Il y avait, dans le cas d'Henriette, deux médicaments qui ont attiré mon attention du fait de l'impact qu'ils peuvent avoir dans une chute avec un trauma crânien.

Le premier, c'est la benzodiazépine (bromazepam) prise par cette patiente depuis des années, prescrite par son médecin traitant pour l'aider à dormir. Primo, l'usage au long cours des « benzos » est vraiment déconseillé, surtout chez les personnes âgées. En premier lieu du fait de leur accoutumance, ensuite du fait des troubles qu'elles peuvent entraîner sur la mémoire et sur la vigilance, et enfin aussi parce qu'on peut discuter de leur efficacité sur les troubles du sommeil.

Le second, c'est l'anticoagulant (apixaban). Si son indication est justifiée dans un trouble du rythme chez un patient présentant un score significatif de risque d'embolie (AVC), il n'en reste pas moins qu'en cas de traumatisme crânien, l'hématome intracérébral peut faire sérieusement regretter sa prescription. C'est en tous les cas ce qui justifie le scanner systématique, même si je ne compte plus le nombre d'examens que j'ai dû prescrire sans conviction, l'avènement d'un hématome cérébral sur un traumatisme crânien modéré étant finalement et heureusement assez rare, surtout dans un contexte d'examen neurologique normal.

L'autre sujet, plus préoccupant celui-là, c'est celui de la prise en charge des patients âgés dès lors que leur autonomie se trouve compromise par un accident de santé, et que la structure familiale et aidante est légère voire inexistante.

Selon les données de l'INSEE, en 1960, les 65 ans et plus représentaient 11,6 % de la population française, alors qu'ils représentent 22 % en 2025, et que l'on estime leur proportion à près de 30 % en 2035. Durant cette période, il est prédit par ailleurs que l'on passera d'un ratio de 86 personnes inactives pour 100 personnes actives à un ratio de 118/100 ! Cela tient bien évidemment au vieillissement de la population des baby-boomers, mais aussi à la diminution du nombre de naissances (1,9 par femme en 2020). Enfin, grâce aux progrès de la médecine et à l'amélioration considérable de la qualité de vie sur ces cinquante dernières années, l'espérance de vie à la naissance a augmenté : elle est en moyenne de 80 ans pour les hommes, et de 85,7 ans pour les femmes. Mais attention, il s'agit d'une moyenne et non d'une médiane, il s'agit de l'espérance de vie à la naissance et non après 60 ans, et c'est un chiffre global qui ne prend pas en compte leur état de santé. Si bien que la réalité est un peu différente. Il y a 3 chiffres (issus du rapport du COR 2025) qui en témoignent :

– Il y a près de 43 000 centenaires en France et ce nombre a doublé en 5 ans

– La proportion de personnes âgées de 60 ans et plus augmenterait de près de 50 % d'ici à 2050, et le ratio actif/retraité atteindrait alors 1 pour 4,5 !

– L'espérance de vie en bonne santé, c'est-à-dire sans maladie chronique invalidante et sans perte d'autonomie, est de 64 ans pour les femmes, et 62 ans pour les hommes

– Plus de 1,5 million de personnes bénéficient, en France, de l'allocation personnalisée d'autonomie (APA), et on estime à plus de 13 millions, le nombre de personnes âgées dépendantes en France.

Ce qu'il faut comprendre de ces chiffres, ce sont deux réalités que l'on côtoie tous les jours aux urgences :

– La pathologie des plus de 65 ans et la gériatrie représentent plus de 50 % du flux des urgences à l'HEGP, et ce sont à peu près les mêmes chiffres dans la plupart des grands hôpitaux de l'hexagone.

– La dépendance liée à la perte d'autonomie est la principale cause d'hospitalisation peu ou pas justifiée chez les personnes âgées après un passage aux urgences. Dit en creux : si l'on disposait d'une organisation de prise en charge du retour à domicile des personnes âgées (dépendantes et sans assistance) après un épisode médical maîtrisé aux urgences, on ne serait pas obligé de les hospitaliser.

L'histoire d'Henriette en témoigne.

C'est la raison pour laquelle je milite pour la création d'une HAD (Hospitalisation à domicile) « light », permettant une prise en charge du patient en moins de trois heures à son domicile avec 4 prestations de bases :

– Une infirmière une à deux fois par jour pour la dispensation des médicaments et la surveillance des constantes.

– Une garde de nuit pour au moins les deux premières nuits suivant le retour à domicile, ainsi qu'une aide-ménagère le jour.

– Une livraison des médicaments et des repas à domicile

– Un système de vidéosurveillance avec une alarme « collier » reliée à un centre de surveillance disposant des moyens nécessaires pour faire rentrer des secours dans la maison ou l'appartement en cas de besoin.

Dans un monde idéal, on pourrait même s'inspirer de ce que font les Japonais pour leurs séniors avec la robotique et l'intelligence artificielle, en mettant à disposition des robots plus ou moins « humanoïdes », capables de converser, d'apporter une tasse de thé, un verre d'eau, des journaux, et d'alerter les secours en cas de malaise.

La prise en charge du grand âge et des pathologies qui en découlent est une priorité de santé publique dont les gouvernements successifs, une fois de plus, ne prennent pas la mesure. L'hôpital ne peut pas, sans faire de jeux de mots, être le point de chute de tous les patients âgés. Nous n'avons pas assez de personnel pour faire de la gériatrie semi-aiguë en plus du reste, et surtout, nous ne disposons plus assez de lits d'aval pour hospitaliser tous ces patients. À 22 heures, le service porte des urgences de Pompidou est plein (plus de 25 lits) de malades, pour la plupart très âgés, dont on ne sait que faire, et dont la prise en charge pourrait, pour certains d'entre eux, se faire à domicile. Les enfants sont, hélas, souvent absents, éloignés, ou tout simplement dans l'incapacité d'assister logistiquement leurs parents. Par ailleurs, la précarité, souvent dramatique, de ces derniers leur interdit toute assistance à domicile. Enfin, les visites à domicile par le médecin traitant sont devenues plus l'exception que la règle tandis que la plupart des EHPAD sont sous-équipés en personnel soignant, et ne disposent pas de médecin d'astreinte en cas de problème la nuit. Ce constat attristant ne vaut pas que pour les déserts médicaux : de grandes villes, dont Paris et Lyon par exemple, souffrent de cette carence.

Nous regardons nos anciens dériver dans un océan de solitude. Ce sera ça la vieillesse : des douleurs partout avec une maison vide autour.

Je ne me résous pas à ce qu'il en soit ainsi, et laisser la situation continuer à se dégrader ne peut pas être le projet d'un pays comme la France. Plutôt que de regarder le compteur de « l'espérance de vie moyenne à la naissance » en imaginant, par soustraction, la date à laquelle on va mourir, il me semble qu'on serait plus inspiré à faire en sorte que ce qui nous reste à vivre, peu importe le nombre des années, se passe dans les meilleures conditions possibles. Henriette n'a pas eu de chance avec sa chute et sa fracture du col, mais elle est en vie, et elle va vite s'en remettre si les choses sont bien organisées. D'abord, toutes ces allées et venues pour trouver un service qui fait les hanches, qui fait le pied, et qui fait le rachis ou les ongles, me paraissent être d'une absurdité totale en matière d'organisation des soins. Il faut revenir sans tarder à ce que j'appelle « la généralisation des spécialités ». Cela n'empêche pas d'avoir des praticiens plus ou moins experts de telle ou telle pathologie dans ces services, mais de grâce arrêtons cette hyperspécialisation structurelle stupide.

Ensuite, créons de l'emploi à domicile et utilisons l'intelligence artificielle, le numérique et la robotisation, pour assister nos « anciens », en particulier quand ils ont des accidents de vie. Le maintien ou le retour à domicile est préférable à n'importe quelle hospitalisation pour trois raisons :

1°) La cognition déjà fragile de certaines personnes âgées est toujours perturbée par l'hospitalisation.

2°) Les « vieux » sont les premiers à se chopper une infection nosocomiale quand il y a un germe qui se balade dans un service

3°) À 1 200 euros la journée, ça fait cher « l'hôtellerie médicalisée », surtout quand on voit la qualité des repas.

Henriette a été opérée le lendemain à Cochin, on lui a posé une prothèse du fait d'une fracture du col haute, sur une hanche qui était par ailleurs arthrosique. Elle s'est réveillée sans problème, et a été levée dès le lendemain. Elle a eu la chance de bénéficier de l'aide de sa grande fille qui s'est finalement rendue disponible, et a pu réintégrer son domicile après dix jours passés dans un centre de rééducation dans le Vexin.

Aujourd'hui, il fait froid, Paris est plombé de nuages lourds. L'hiver approche, le ciel hésite entre pluie et neige. Il est dix heures, c'est l'heure du marché. Au-dehors on entend les vendeurs alpaguer les clients en offrant les parfums et les couleurs de leurs étals. Il y a un peu d'agitation. Les lumières des échoppes éclairent les passants emmitouflés dans leurs manteaux. Une sirène d'une camionnette de pompier résonne jusqu'en haut des immeubles. Henriette ferme la fenêtre. Elle met son manteau de laine, enfile son bonnet, ajuste devant sa glace une mèche rebelle. Elle sourit.

— Je suis encore pas mal pour 84 ans ! pensa-t-elle, presque à voix haute.

Elle prend son sac en osier pour les courses, et ferme soigneusement la porte.

Elle se présente devant l'ascenseur, s'apprête à en presser le bouton, puis se ravise.

— Je vais descendre à pied. Ça va me faire faire de l'exercice !

4 — Le monde obscur de la psychiatrie

« MACBETH. — Guéris-la de cela. — Tu ne peux donc pas traiter un esprit malade, — arracher de la mémoire un chagrin enraciné, — effacer les ennuis inscrits dans le cerveau, — et, grâce à quelques doux antidotes d'oubli, — débarrasser le sein gonflé des dangereuses matières — qui pèsent sur le cœur ?

LE MÉDECIN. — En pareil cas, c'est au malade — à se traiter lui-même.

MACBETH. — Qu'on jette la médecine aux chiens, je ne veux rien d'elle...

Macbeth, acte V, scène III — Shakespeare

Avant, on les appelait les fous. Et le monde des fous était celui de la « folie », terme polysémique recouvrant l'univers des comportements jugés et qualifiés d'anormaux. Le concept est aussi ancien que la nature humaine. Dès l'Antiquité, on dénonçait les conduites déviantes, peu acceptables, inquiétantes, sous le terme de *môria*. Dans la mythologie grecque, la déesse Lyssa incarnait la frénésie destructrice et la rage des animaux. Elle était apparentée aux Maniae, ensemble de déesses ayant la capacité à tourmenter les esprits. Ses équivalents romains étaient nommés Ira (la colère), Furor (la furie), et Rabies (la rage).

Ainsi désigna-t-on, dès le Ve siècle, l'individu frappé d'incapacité ou de démence, par le latin *furiosus*. Il est intéressant de noter que, malgré la disparition du terme folie, auquel on préfère désormais celui de « troubles du comportement » ou de « pathologie liée à la santé mentale », dans l'inconscient de tous, les comportements psychiatriques sont encore associés à une certaine idée de violence, de furie, d'imprévisibilité, d'agitation, ou de dangerosité. La folie est en réalité un stéréotype culturel, une figure marquante de l'imaginaire, renvoyant à des conduites et des propos contraires au sens commun et aux mœurs du moment. Elle est, par essence, représentative d'une époque, et s'intègre au corpus plus ou moins normatif de la société qui l'incarne. Elle fait peur, et stigmatise tout ce qui nous échappe.

Ainsi, au Moyen Âge, le fou était un mécréant, un pécheur, celui qui, perdant la raison, offensait les règles morales et perdait le chemin de Dieu, au point d'incriminer sa possession par le démon. On s'écartait à son passage, on se signait pour éloigner le diable, puis on le capturait, l'enfermait, et parfois même, on le portait au bûcher.

Il faut attendre les travaux de Philippe Pinel en 1793 (*La libération des chaînes*), pour que la psychiatrie moderne considère la « folie » comme une maladie et non une possession du malin.

C'est au XIXe siècle que la médecine commence à s'intéresser aux *aliénés*, à leur sémiologie, et à leur prise en charge médicalisée. Plus tard, les travaux de Freud introduisirent la composante analytique et interprétative des troubles mentaux. La psychiatrie contemporaine était née. En 1952, l'arrivée de la chlorpromazine (Largactil®) ouvre la voie à la pharmacologie de la santé mentale.

Si je fais ici ce bref résumé de la genèse de la psychiatrie, c'est pour mieux vous faire rentrer dans l'univers de l'histoire qui va suivre. On a beau disposer d'éléments diagnostiques, thérapeutiques, et d'une prise en charge spécialisée de qualité dans nos hôpitaux, les « troubles du comportement » gardent toujours en eux une part de mystère qui fait de celui qui en est atteint, un être inquiétant, doté de son propre langage, enfermé dans un autre monde dans lequel il nous est parfois bien difficile de pénétrer.

Si bien que la prise en charge de ces patients est toujours un moment où il faut guetter la détresse, l'imprévisible, le non-dit, l'instant de démence, et parfois celui de la violence.

Hôpital Georges-Pompidou, Paris, avril 2023

Je suis en train d'examiner un patient de 47 ans, qui présente, jusqu'à preuve du contraire, tous les symptômes d'une colique néphrétique : douleur lombaire droite d'apparition brutale irradiant dans la fosse iliaque, pollakiurie, antécédents de lithiase urinaire, et ne tenant pas en place du fait de la douleur. D'ailleurs on dit toujours « colique néphrétique, colique frénétique »... La bandelette urinaire montre la présence d'un peu de sang dans les urines. Peu de chance de se tromper.

— Ne vous inquiétez pas, Monsieur, on va vous passer des anti-inflammatoires, un peu de morphine, et ça va aller beaucoup mieux.

Le patient me regarde comme si j'étais un demi-dieu qui allait le sauver.

Au-dehors, on entend des cris. Quelqu'un hurle et se débat.

— Restez tranquille Monsieur ! restez tranquille ou l'on va être obligé de vous attacher.

À l'accueil, le médecin d'orientation tente de calmer un patient fortement agité. Un attroupement de quelques aides-soignants vient s'enquérir de la nécessité de prêter main-forte. Le vigile, muni de son brassard rouge sur lequel est inscrit « sécurité » n'est pas loin. Il reste à distance, un talkie-walkie à la main. Le bip strident de l'appareil laisse entendre, à l'autre bout, une voix qui crachote un charabia incompréhensible. Les autres patients qui attendent dans le couloir s'inquiètent de ce brouhaha. Je vais voir mon collègue qui se débat avec ce patient pour le moins véhément.

— Tu as besoin d'aide ?

— Non, je crois que cela va aller. C'est un schizophrène. On le connaît. Il est déjà venu il y a quinze jours. Il est en rupture de traitement.

— Et pour quelle raison ? Problème de suivi ?

— Non. Il est sous quetiapine, et je crois savoir qu'il y a des problèmes d'approvisionnement en pharmacie en ce moment.

Le patient, nous l'appellerons Franck, était maintenant maîtrisé et un peu calmé. Il tenait des propos caractéristiques de sa maladie :

— Je sais qu'il est là ! Il me harcèle, il me menace… Il faut que je retourne chez moi. Laissez-moi. Je vous dis qu'il est là… Il m'a hurlé dessus. C'est parce que j'ai pris son ami…

— Calmez-vous, Monsieur, on est là. Il ne vous sera fait aucun mal.

Il se tourne alors vers l'infirmière et la fixe de ses yeux noirs. Ses mains tremblent, son visage se crispe, et sa voix se fait à nouveau angoissante :

— Qu'en savez-vous ? Je leur ai dit de partir, mais ils ne veulent pas. Ils sont là je vous dis ! laissez-moi. Il se met à pleurer.

— Les psychiatres sont prévenus ?

— Oui, il va être pris en charge tout de suite. On va d'abord le calmer un peu.

Les accès délirants des patients psychiatriques, en particulier dans un contexte de schizophrénie, sont toujours impressionnants.

Outre les décibels assez élevés qu'ils émettent parfois dans les couloirs, ils créent à chaque fois un peu de désordre dans une organisation qui est mobilisée sur d'autres urgences, et qui ressent souvent ces situations comme perturbatrices et responsables d'une certaine déconcentration. Les urgences psychiatriques, dans la plupart des cas, atterrissent aux urgences « médico-chirurgicales » des hôpitaux du secteur. Elles sont rarement adressées directement aux centres psychiatriques d'orientation et d'accueil (CPOA). C'est là, sans doute, une conséquence indirecte de la loi qui prévoit que l'admission en soins psychiatriques sans consentement se fait soit sur décision du directeur d'établissement à la demande d'un tiers ou en cas de péril imminent pour la personne, soit sur décision du préfet lorsque les agissements du patient compromettent la sûreté des personnes, ou de façon grave, l'ordre public.

Souvent ces patients se présentent d'eux-mêmes, amenés par la police du fait d'un désordre sur la voie publique, ou accompagnés par un membre de leur famille qui témoigne de leur décompensation aiguë. Celle-ci intervient à l'occasion d'une rupture de traitement, comme c'était le cas ici, soit à l'occasion d'un phénomène déclenchant extérieur, un stress par exemple, ou encore à la suite d'une consommation excessive d'alcool ou de prise de stupéfiants. Dans le cas de Franck, c'était la double peine : rupture de traitement et consommation excessive d'alcool.

Franck a 26 ans. Sa schizophrénie s'est déclarée à l'adolescence. Fils unique de parents divorcés, Franck habite seul un studio dans le XVe arrondissement. Il vit de petits boulots, n'ayant pas poursuivi des études au-delà du collège. La mère semble plutôt présente, et l'aide même financièrement à la prise en charge de son loyer. Le psychiatre d'astreinte l'a contactée dès qu'il a eu la situation sous contrôle. Elle accourut aussitôt. Je pus échanger quelques instants avec elle, en attendant que l'équipe psychiatrique ait eu terminé l'entretien avec son fils. Vêtue d'un bas de jogging, d'un tee-shirt bleu marine, les cheveux attachés à la hâte avec un gros chouchou noir, sans un trait de maquillage, elle avait l'apparence de toutes ces mamans qui, toute affaire cessante, accourent, inquiètes du sort de leur enfant. Je la rassurai sur son fils, en prenant soin de lui expliquer le processus qui était habituellement le nôtre en pareille situation. Je la questionnai sur l'histoire de Franck et la prise en charge psychiatrique, incluant les traitements, dont il bénéficiait. Elle me tendit un compte rendu de la dernière visite chez son psychiatre qui datait de moins d'un mois.

— Je ne sais plus quoi faire, Docteur… C'est compliqué… et puis j'ai mon travail…

Il y avait dans ces trois phrases le résumé d'une vie encastrée dans une impasse, évoquée avec le ton de la détresse, et ponctuée de quelques larmes qui perlaient sur sa joue. Les difficultés auxquelles cette femme était confrontée étaient en tout point identiques à celles que vivent tous les parents qui ont à gérer des troubles comportementaux chez leurs enfants. Et lorsqu'ils deviennent adultes, dans une certaine mesure, c'est encore pire, car l'autonomie et l'indépendance qu'ils réclament alors légitimement les éloignent de la surveillance parentale. Si bien que les parents vivent perpétuellement dans l'angoisse d'une décompensation, d'un accident, d'un fait de violence, voire d'une tentative de suicide qui chez les schizophrènes est hélas un risque permanent.

Je discutais ensuite avec les psychiatres. Ils avaient longuement écouté Franck. Ils confirmaient un accès psychotique paranoïde, probablement en lien avec l'inobservance thérapeutique et la prise d'alcool. Compte tenu de la situation, l'hospitalisation s'imposait.

L'histoire de Franck fait partie du quotidien des urgences. Les urgences psychiatriques revêtent bien des aspects différents : de la simple agitation, parfois difficile à maîtriser, jusqu'aux idées suicidaires, aux crises d'angoisse, en passant par tous les accès psychotiques, à l'instar de celui que je viens d'évoquer. Selon l'OMS, une personne sur quatre est touchée par des troubles psychiques à un moment de sa vie. Selon un rapport sur la santé mentale remis au gouvernement début 2025, 13 millions de Français souffrent d'un problème psychiatrique, 23 % des jeunes ont le sentiment de ne pas prendre soin de leur santé mentale, 55 % des jeunes de 18 à 24 ans ont déjà été affectés par un désordre mental, et 31 % des lycéens et des lycéennes ont eu des pensées suicidaires au cours de ces douze derniers mois.

Parmi les facteurs de risques qui semblent être responsables de cette véritable envolée endémique, le post-Covid, l'usage des stupéfiants, les addictions de toutes sortes à commencer par celles relatives à l'usage des réseaux sociaux semblent jouer un rôle important. Pour autant, au-delà de la grande cause nationale que représente la santé mentale, en particulier celle des plus jeunes, il faut s'attacher à résoudre le problème non seulement par la prévention de l'exposition à ces facteurs de risques, mais aussi par la qualité du diagnostic précoce, la prise en charge et le suivi de ces patients qui s'installent souvent dans la chronicité.

Or, la situation des personnes vivant avec des troubles psychiques en France est devenue préoccupante et les décompensations aiguës de ces pathologies chroniques nécessitent quant à elles le déploiement de moyens spécifiques. Par ailleurs, la prévention et les interventions précoces sont insuffisantes et les diagnostics trop tardifs. Les ruptures de parcours sont trop nombreuses et entraînent une détérioration des trajectoires de soins et de vie. Enfin, l'insertion sociale et l'accès à une vie active et citoyenne correspondant aux capacités et aux choix des patients sont insuffisants, et la stigmatisation relative aux troubles psychiques est encore trop fréquente.

Toutes les urgences n'ont pas la chance d'être dotées d'une antenne psychiatrique de jour, et les CPOA sont souvent débordés, tandis que nous manquons de psychiatres libéraux comme en témoignent les délais d'attente invraisemblables pour obtenir un rendez-vous. Lorsque la prise en charge de ces malades dépend directement du CPOA du secteur, et qu'il faut gérer l'adressage du patient, cela impacte sérieusement l'organisation des soins pour les autres urgences, dont certaines engagent le pronostic vital. C'est pourquoi l'amélioration de la prise en charge des troubles psychiatriques appelle clairement à plus de moyens et à repenser le parcours de soins de ces patients. C'est l'ambition de la feuille de route de la santé mentale et de la psychiatrie déployée par le gouvernement en mars 2024, faisant de la santé mentale une grande cause nationale. Dans cette feuille de route, pas moins de 37 actions sont venues s'ajouter à celles issues du Ségur de la santé et des Assises de la santé mentale et de la psychiatrie du 28 septembre 2021. Trois axes majeurs regroupent l'ensemble de ces mesures :

– Promouvoir le bien-être mental, prévenir et repérer précocement la souffrance psychique, et prévenir le suicide.

– Garantir des parcours de soins coordonnés et soutenus par une offre en psychiatrie accessible, diversifiée, et de qualité.

– Améliorer les conditions de vie et d'inclusion sociale et la citoyenneté des personnes en situation de handicap psychique.

On ne peut, bien évidemment, qu'adhérer à la conceptualisation de ce plan gouvernemental.

Pour autant, si une telle ambition est pavée de bonnes intentions, le chemin sera long et les moyens nécessaires pour y parvenir ne pourront pas être déployés en quelques mois, ni même en quelques années, tant le fossé est profond.

Car non seulement il nous faut améliorer la prise en charge des troubles du comportement, mais il nous faut aussi réparer les erreurs du passé : en 2022 la France avait fermé 6 700 lits de psychiatrie, en 2023, elle en a à nouveau supprimé 4 900, tandis que le nombre de psychiatres en formation lors de l'internat ne cesse de reculer. Cela crée de toute évidence un fossé entre le besoin et l'offre de soins.

En attendant, nous devons nous débrouiller avec les moyens du bord, et faire en sorte que Franck, comme tous les autres, puisse trouver refuge aux urgences de nos hôpitaux, dès lors que leur santé mentale est gravement menacée. Sans doute pouvons-nous également, à court terme, accroître l'accessibilité aux centres spécialisés, tout simplement en entretenant des échanges réguliers avec les différents acteurs nationaux et territoriaux concernés par la santé mentale et la psychiatrie, et notamment les associations des usagers du système de santé, les associations des familles de personnes souffrant de troubles psychiques, les professionnels médicaux, paramédicaux, médico-sociaux ainsi que les coordinateurs de projets territoriaux de santé mentale (PTSM) et les agences régionales de santé (ARS).

D'ici là, il faut accepter que les urgences restent une fois de plus le premier recours à l'accès aux soins pour les patients souffrant de décompensation aiguë d'une pathologie psychiatrique, en sachant que la prise en charge des troubles du comportement ne constitue pas, loin de là, la spécialité première des urgentistes.

Franck est aujourd'hui sorti du service de psychiatrie où il a été admis. Son traitement a été modifié et il est mieux équilibré. Il a trouvé un travail de manutentionnaire et habite à nouveau chez sa mère.

5 — Quand les commandes ne répondent plus.

« La racine plonge dans la terre, le cerveau plonge en Dieu. C'est-à-dire dans l'infini »

Victor Hugo

C'est une étrange sensation que la conscience de soi, de son existence, de son corps... On est conscient de sa conscience, nous voyons nos mains, nos jambes bouger, nous sentons notre cage thoracique se gonfler en inspirant l'air, nous entendons notre cœur parfois, quand il bat trop fort, et quant à notre voix que nous percevons, elle n'est pas exactement la même que celle que nous entendons dès lors qu'elle nous est procurée, par exemple, à l'aide d'un simple enregistrement. Nous sommes « en nous », nous ne nous voyons jamais de l'extérieur, et il en est tout à fait l'inverse dans notre relation aux autres. Même le miroir dans lequel nous nous regardons semble parfois interroger : « Est-ce bien toi ? »

Le cerveau est une chose bien complexe. Il commande tout, ordonne tout, notre pensée, nos mouvements. Il perçoit notre environnement par nos cinq sens : la vue, l'ouïe, l'odorat, le goût, le toucher. Nous le savons, nous l'éprouvons, mais jamais nous ne pouvons l'analyser ou le vivre comme quelque chose d'exogène. Oui, quelle étrange mécanique que celle de ces 90 milliards de neurones emmêlés dans cette matière grise dont nous n'utilisons que 10 % des capacités au moment où nous l'actionnons. On a beau perdre plus de 80 000 de ces cellules nerveuses chaque jour sans qu'elles puissent se régénérer, ça laisse quand même de la marge !

Voilà à quoi je pensais ce vendredi-là, en faisant ma séance de sport en salle. Je pédalais, je poussais des haltères, je faisais des étirements et, tout en écoutant de la musique, je m'émerveillais du nombre de connexions neuronales, de la quantité de médiateurs chimiques mis en jeu, capables de me faire éprouver cette sensation de bien-être physique et psychique. Le sport est définitivement un allié de la santé.

Or, cette magie n'est possible qu'à la condition que cette incroyable machine de près de 1,5 kg, soit correctement alimentée en oxygène, en glucides (il consomme à peu près 20 % des ressources glucidiques de notre corps par jour), ainsi qu'en vitamines B et D. Tout ceci grâce à un système vasculaire riche et plutôt bien ramifié, lui-même alimenté par les deux artères carotides primitives (celles dont on sent les battements sur la face latérale du cou) et des artères vertébrales, postérieures. Ces gros troncs irriguent notre cerveau par les ramifications de trois artères principales de chaque côté : les artères cérébrales antérieures, les artères sylviennes (moyennes), et les artères cérébrales postérieures. C'est ensuite, par le jeu d'un peu moins d'une dizaine de grosses ramifications bilatérales, plus ou moins anastomosées, que chaque région de notre cerveau est vascularisée. Notre cerveau est un outil merveilleux qui n'a qu'une grande faiblesse : il dépend de notre système vasculaire et de sa perméabilité.

Imaginez la vie si vous étiez privés d'une partie, fût-elle minime, de ce centre de commande…

Hôpital Georges-Pompidou, Paris, mai 2023

14 heures. Je m'étais absenté 3 minutes pour une pause-café. Appel de l'IAO. Mon DECT vibre et retentit dans la poche de ma blouse. (DECT : acronyme pour Digital Enhanced Cordless Telecomunications, anglicisme compliqué pour désigner, tout simplement, un téléphone sans fil individuel fourni par l'hôpital.)

— Allô ?

— Patrick ?

— Oui, c'est moi…

— Les pompiers nous amènent une femme de 61 ans qui a fait un malaise dans la rue. D'après le rapport de prise en charge et les premiers éléments à l'accueil, il y a une suspicion d'AVC. Tu peux la voir rapidement ?

— À combien de temps remonte le malaise ?

— Pas clair… a priori moins de 3 heures.

— OK j'arrive.

En quelques enjambées, je regagne le sas des urgences. Je constate une fois de plus, et toujours avec le même étonnement, que la salle d'attente s'est remplie à la même vitesse que mon expresso… Au passage, je récupère le dossier de la patiente : Catherine B., 61 ans, antécédents d'hypertension depuis dix ans, visiblement mal contrôlée malgré une bithérapie, un diabète de type 2 traité par metformine, un cancer du sein en 2012 traité par chirurgie et radiothérapie, hypercholestérolémie traitée par une statine… 73 kg, ancienne fumeuse 15 paquets années, assistante de direction, vit seule chez elle, deux enfants… malaise avec vertiges et sensation déficitaire à droite vers 13 heures…

— Bonjour Madame B. ! Je suis le Dr Errard. Je suis là pour m'occuper de vous. — Racontez-moi ce qu'il vous est arrivé, dis-je à la patiente qui était déjà installée et perfusée, l'ECG et son bilan biologique fait et envoyé au labo.

La patiente tenta alors de m'expliquer son malaise, mais son expression verbale était difficile, signant de toute évidence une aphasie partielle. Je demandai à l'externe de vérifier si elle était accompagnée et de s'enquérir de l'heure du malaise, pendant que je commençais à l'examiner.

— Vous avez fait un malaise, c'est bien cela ?

Elle hocha de la tête.

— Il était quelle heure ? vous pouvez me dire ?

— Une… Une heure.

— Y a-t-il une partie de votre corps que vous sentez moins bien ou que vous avez du mal à bouger ?

Elle désigna du regard son côté droit.

L'hémicorps droit était de toute évidence déficitaire sur le plan sensorimoteur, et une partie de son champ visuel était amputée, signant ainsi une probable atteinte du territoire sylvien gauche. L'analyse sémiologique d'un AVC permet à la fois de supputer le territoire atteint, mais aussi d'en apprécier la sévérité (grâce à un scoring dit « NIHSS »). Ici, devant l'évidence clinique, et avec la forte probabilité d'un accident de nature ischémique majeur, nous décidâmes d'appeler immédiatement Sainte-Anne, le centre de référence de notre secteur, pour une prise en charge dans les délais les plus courts.

Lorsqu'un accident cérébral ischémique (confirmé par une IRM) survient dans un délai de moins de 4 h 30, il y a une indication à pratiquer une thrombolyse par l'injection d'un médicament (alteplase), dès lors qu'un certain nombre de critères précis sont remplis. C'était le cas pour cette patiente qui fut transférée en moins de quarante minutes à l'hôpital Sainte-Anne où il lui fut pratiqué son IRM et son traitement thrombolytique dans la foulée. Ici, l'important est de ne pas perdre de temps, en particulier lorsque les signes cliniques sont fixés et qu'il n'y a pas d'amélioration spontanée des symptômes.

L'accident vasculaire cérébral (AVC) ischémique représente une des causes les plus fréquentes d'accidents cardiovasculaire en France, et d'une façon générale dans le monde. Dans notre pays, on estime le nombre de cas à plus de 130 000 par an, entraînant parmi eux 40 000 décès et environ 30 000 séquelles déficitaires plus ou moins réversibles (Données IQVIA 2023). L'incidence de ces accidents est en constante croissance (environ +1,3 % par an) malgré les mesures de prévention primaires mises en œuvre chez les patients à risques. Parmi les facteurs de risques les plus importants, il faut citer l'âge, l'obésité, le tabac, la surconsommation d'alcool, la sédentarité, l'apnée du sommeil, l'hypertension artérielle, le diabète, l'hypercholestérolémie, la prise de certains médicaments tels que les œstroprogestatifs au long cours, ainsi que les troubles du rythme cardiaque (fibrillation auriculaire) lorsqu'ils ne sont pas anticoagulés. Ce qui est navrant, c'est que la quasi-totalité de ces facteurs de risques peuvent être prévenus, et si tel était le cas, la prévalence des AVC chuterait drastiquement en particulier dans la population de moins de 80 ans. Je reviendrai sur ce point plus loin.

En l'occurrence, le cas de Catherine B. illustre avant tout deux choses :

– En France, comme dans la plupart des pays de l'OCDE, la prise en charge des AVC est plutôt bien codifiée, avec des infrastructures capables de les accueillir dans des délais relativement courts. Ainsi disposons-nous, sur notre territoire, de 140 centres de référence, capables d'opérer une thrombolyse ou une thrombectomie chez des patients atteints d'un AVC ischémique. Tous les hôpitaux de France et de Navarre sont interconnectés avec un ou plusieurs services de médecine neuro-vasculaire.

– Le délai de prise en charge est la clé de la guérison sans séquelles. À cet égard, le recours au 15 dès lors que l'on suspecte pour soi-même ou pour un proche un début d'AVC doit être systématique. Dans le meilleur des cas, la prise en charge par le Samu peut, grâce à la régulation centrale, permettre l'adressage direct du patient dans un centre de référence ou dans un service de neurochirurgie de garde. Ainsi, des symptômes tels qu'un trouble du langage, une sensation étrange de lourdeur d'un membre ou de difficulté à le mouvoir, un champ visuel amputé, ou une céphalée brutale, inhabituelle et intense doivent-ils alerter. Il est également important, en pareille situation, que les premiers témoins de cet accident (un proche, les secours…) notent l'heure du début de symptômes et éventuellement leur évolution jusqu'à l'arrivée aux urgences. Tous ces éléments sont déterminants dans la prise en charge de ces patients. Par exemple, lorsqu'il s'agit d'une thrombose sur un territoire vasculaire majeur (comme c'était le cas chez Catherine B. qui souffrait d'une aphasie et d'une hémiparésie), le pronostic dépendra essentiellement de l'importance des lésions cérébrales et de la rapidité avec laquelle on peut effectuer, lorsque les conditions sont réunies, une thrombolyse.

– Environ 50 % des patients hémiplégiques ou hémiparésiques et la plupart de ceux qui ont une symptomatologie moins sévère récupèrent partiellement de leur fonction une fois sortis de l'hôpital, et seulement 10 % en sortiront sans séquelles. Il est assez classique de constater que les déficits moteurs du bras récupèrent moins bien que ceux du membre inférieur, et que les troubles moteurs qui sont fixés 12 mois après l'accident ne récupèrent pas malgré une prise en charge kinésithérapique adaptée, telle qu'on peut la proposer dans les centres de rééducation fonctionnelle. Quant aux capacités intellectuelles, elles sont généralement préservées. Seul le langage (aphasie) peut être altéré et nécessiter, le cas échéant, une prise en charge spécifique. Hélas enfin, 20 % des personnes ayant fait un AVC ischémique décèdent dans les 28 jours, cette proportion augmentant avec l'âge (surtout au-delà de 75 ans), et environ 25 % des patients qui se rétablissent d'un premier AVC en feront un autre dans les 5 ans.

Si les progrès diagnostiques et thérapeutiques ont considérablement amélioré le pronostic des AVC lors de ces 20 dernières années, il faut être bien conscient que la baisse de l'incidence de ces accidents passe avant tout par une politique de prévention.

– Prévention primaire tout d'abord, en luttant contre les facteurs de risques cardiovasculaire qui s'installent dès le plus jeune âge : obésité, tabac, alcool, excès de sucres, hypercholestérolémie…

– Prévention secondaire ensuite, en traitant au plus tôt l'hypertension artérielle, le diabète et les troubles du rythme cardiaque. Dès qu'il existe un risque embolique important (par exemple en cas de fibrillation auriculaire), il ne faut pas hésiter à mettre les patients sous anticoagulants.

Si j'insiste sur ces deux points, c'est qu'en France plus qu'ailleurs, notre politique de santé publique est insuffisamment axée sur la prévention. Nous dépensons beaucoup d'argent aux traitements les plus sophistiqués des maladies sévères telles que le cancer, mais nous investissons peu dans l'éducation à la prévention primaire, et de façon encore trop partielle dans la prise en charge de la prévention secondaire des maladies cardiovasculaire. Ainsi, par exemple, estime-t-on que 20 % des patients hypertendus ne sont pas traités et que, par la mauvaise observance de leur traitement, 50 % n'atteignent pas les chiffres d'une pression artérielle contrôlée. Or il a été largement démontré, par exemple dans les pays nordiques où la prévention est infiniment plus développée, que la meilleure prise en charge de ces facteurs de risques permet une diminution du risque d'AVC de près de 30 %.

Quand on prend en considération la morbi-mortalité des AVC, et que l'on réalise qu'ils constituent une cause majeure du virage vers la dépendance, cette maladie devrait être inscrite au registre des grandes causes nationales de santé publique.

Ne pas investir dans la prévention des risques cardiovasculaire est non seulement une aberration sur le plan de la santé publique, mais c'est de surcroît une ineptie sur le plan économique. Pour vous donner un ordre de grandeur, la prise en charge d'un AVC ischémique (traitement d'urgence, hospitalisation, rééducation et handicap) varierait selon les études, entre 7 800 euros et 41 000 euros par an en fonction de la gravité de l'accident, dont 65 % dédiés à la prise en charge post-AVC. En comparaison relative, le coût journalier du traitement d'une hypertension artérielle en France n'excède pas un euro…

Il est par conséquent évident, tant d'un point de vue médical qu'économique, que la lutte contre les AVC passe avant tout par une mobilisation des acteurs de santé autour de la prévention primaire et du dépistage des facteurs de risques et de leur traitement précoce.

Il est à espérer que les évolutions structurelles de notre système de soins, le rôle essentiel qui doit être dévolu aux médecins généralistes et aux infirmiers de pratiques avancées, ainsi qu'une part plus importante du budget de l'assurance maladie consacrée à la prévention des risques cardiovasculaire, permettent cela au plus vite.

Catherine B. est sortie de l'hôpital Sainte-Anne au cinquième jour, et fit sa convalescence dans un centre de rééducation fonctionnelle de la région parisienne.

Trois mois après son accident, elle avait totalement récupéré de son aphasie, et gardait un léger déficit de force musculaire au bras droit. Elle est rentrée chez elle et a repris son travail dans l'entreprise de service informatique où elle travaillait.

6 — Meunier, ton moulin tourne trop vite…

« Un cœur n'est juste que s'il bat au rythme des autres cœurs. »

Paul Éluard, Poèmes retrouvés

Il est 22 heures. Je rentre d'un délicieux week-end en Normandie.

En cette fin de saison, lorsque l'été s'endort peu à peu, que les jours raccourcissent, que le soleil se fait plus pâle à l'horizon, les lumières sont belles, les contrastes plus nets, et le bleu-vert de la Manche se révèle à Honfleur, comme le mélange des couleurs sur la palette d'un impressionniste. Lorsqu'on se promène le long du rivage qui relie Honfleur à Trouville, sur cette petite route sinueuse et vallonnée, on peut humer d'une seule inspiration tous les parfums du bocage et de la mer : l'iode soufflé par les vagues écumées les jours de grand vent, le parfum d'orge des herbes hautes, celui de la mouillure des vergers et l'odeur des pommes, qui prend à la fin de l'été, avec un peu d'acide vert, tous les bruns et les rouges de la maturation. Il y a déjà, dans ces arômes flottants, les prémices de la distillation issue des fruits broyés à la saveur confite. L'automne est enfermé là. Il attend. On marche d'un pas tranquille et léger, comme si personne ne nous attendait. Sur les chemins escarpés, à flanc de falaise, la douceur de l'air n'a pas eu le temps de sécher l'herbe encore rosée du matin. On a gardé les chaussures d'été, des baskets blanches, une paire de Dockside, ou des espadrilles. Le ciel ne menace en rien d'une ondée, mais on sent l'humidité du sol comme s'il venait de pleuvoir. Alors, petit à petit, au fil d'une promenade champêtre improvisée, on a les pieds mouillés… Étrange contradiction météorologique : il ne pleut pas, mais on a les pieds mouillés. Cette aqueuse perversité normande est tenace. Trempée, la chaussure devient lourde alors qu'on l'avait choisie plume. Tant pis, on continue. Ce naufrage pédestre est le prix à payer d'un moment d'éternité. Et puis on a enfilé un pull. Un pull d'automne, ni trop léger ni trop chaud. On le revêt en route partageant avec son autre ce constat d'une platitude et d'une banalité sans nom : « il ne fait, finalement, pas si chaud que cela… ». Alors il vient réchauffer nos épaules de la douceur de la laine, et nous habille soudain des couleurs de la saison : un ton vert irlandais, un beige ou un marron de sous-bois mêlé de châtaignes et de bogues, à grosses mailles, bref, un pull mélancolique. Parfois on fait une pause, pourquoi pas ici, sur ce petit mur de pierre. Alors on s'assoit, et l'on regarde l'autre rive de l'estuaire de la Seine, reliée par cet ouvrage suspendu au ciel, tel un portemanteau accroché aux nuages : le pont de Normandie. On respire doucement l'air brassé par le vent d'ouest. On ferme un instant les yeux, notre rythme cardiaque ralentit. Au loin une sirène d'un bateau annonce son entrée dans l'infini de la mer, cherchant l'océan. Les rives du Havre, où la mer embrasse tendrement la terre, se dévoilent comme un poème d'amour écrit par la nature elle-même. Au crépuscule, lorsque le soleil effleure l'horizon, les eaux scintillent d'une lumière dorée, caressant doucement les quais chargés d'histoire. Chaque vague murmure une mélodie douce, une invitation à la rêverie, où le temps semble suspendu entre ciel et océan.

Les rives du Havre scintillent de mille feux. Les raffineries pétrolières dessinent, tels des portraits chinois, de curieuses formes géométriques plus ou moins entremêlées, ici un silo, ailleurs un quadrilatère, et là une immense cheminée… Plus loin, quelques façades élégantes, à la pointe de la ville, offrent un décor parfait pour une promenade main dans la main. Le vent marin, chargé de sel et de promesses, joue avec les cheveux des amoureux, tandis que les mouettes dansent au-dessus des flots, témoins silencieux de ces instants précieux. Des effluves mélangés d'air marin et de pétrole, portées par le souffle du large, caressent le rivage. Les lumières des bateaux scintillent comme des étoiles tombées du ciel et, illuminant la nuit naissante, nous invitent à reprendre notre route pour être de retour avant l'heure du dîner. Dans ce décor romantique, chaque instant se pare d'une magie subtile, où la beauté sauvage de la mer et la quiétude des terres se rencontrent pour inviter à un moment de médiation. Les rives du Havre ne sont pas seulement un lieu, mais une expérience sensorielle, un voyage au cœur des émotions, où l'âme trouve son reflet dans l'éternel ballet des flots. La nuit tombe. Alors on accélère le pas. Le rythme pressant de notre cœur se fait sentir, cogne sur notre poitrine, pulse jusque dans les carotides. On mangera juste un potage. Après, on prendra la route pour regagner Paris. L'A13 ! Ficelle grise reliant la mer à la capitale.

Confortablement installé dans mon vaisseau sidéral, je transperce la nuit en écoutant Dire Straits : *Sultan of Swings*. Le rythme effréné de la guitare de Mark Knopfler et la batterie de Pick Withers, mi-rock, mi-jazz…

> *« You get a shiver in the dark, it's raining in the park but meantime, south of the river you stop and you hold everything, a band is blowing Dixie, double for time, you feel alright when you hear the music ring… »*

Tout est rythmique : les solos de la Stratocaster rouge de Mark, les syncopes de Pick, les va-et-vient de mes balais d'essuie-glace, le faisceau des phares que l'on croise et qui, au travers des rails de sécurité, scintillent comme des stroboscopes, et les panneaux espacés — Mantes 60 km, Région Île-de-France, prochaine sortie Vernon, aire sud de Beauchêne 1 000 m — ont des noms qui sentent la leçon de géographie. Même le bruit de mes roues, lorsqu'elles chevauchent les pointillés de la chaussée, semble donner le tempo au final de la célèbre chanson du groupe britannique.

Tout est rythmique. Le temps est un rythme. Derrière chaque séquence, il y a un chef d'orchestre qui dicte, de sa petite baguette blanche, la vitesse à laquelle les choses avancent. Rien n'échappe au contrôle du temps, sauf le temps lui-même. Ainsi en va-t-il de notre cœur qui bat au rythme de son « nœud électrique », à 60 par minutes, plus quand cela est nécessaire. Niché en haut de l'oreillette droite, celui que l'on nomme le « nœud sinusal » s'impose comme le centre névralgique de ce pilotage automatique, sans lequel la pompe cardiaque ne pourrait exercer son rôle. Il a, chose incroyable, pouvoir de vie et de mort sur nos corps si fragiles. Parfois, il lui arrive de perdre de son sens inné de la mesure…

Hôpital Georges-Pompidou, Paris, août 2023

Chloé accroche une pochette rouge au « déchoc 1 », et me présente l'ECG.

— C'est une dame de 61 ans que j'ai mis au déchoc 1. Palpitations, douleurs thoraciques. Je te montre l'ECG…

— Merci Chloé. On va la voir de suite.

Électrocardiogramme, ECG, ou comme on dit entre nous « l'électro », petite bande de papier rose révélant à l'encre noire les secrets de notre cœur : comment il bat, à quelle vitesse, à quel rythme, s'il souffre, s'il est trop gros…

Incroyable innovation du XVIIIe siècle, transposée à la clinique par Willem Einthoven, qui reçut en 1924 le prix Nobel de physiologie et de médecine pour l'ensemble de son œuvre. Muni de 12 dérivations, l'appareil est relié à notre poitrine par des électrodes que l'on clipse désormais sur des petites pastilles autocollantes qui font le malheur des hommes velus… Bouton « on ». Le papier se déroule au son d'un rouleau monotone. « Scratch ! » fait-il quand on le désolidarise de la machine. Surtout ne pas oublier de coller l'étiquette du patient.

J'ai toujours été fasciné par la lecture des électros : cela obéit à une logique électrophysiologique implacable, mais en même temps, on ne peut pas dire que ce soit si simple que cela. Petite montagne russe, le cycle du cœur fait d'abord un bond, tout rond, de moins de 0,1 seconde, l'onde P, qui traduit la contraction des oreillettes. Puis le temps que le signal arrive au ventricule, l'intervalle PR, témoin de la bonne transmission de l'influx électrique : pas plus de 0,20 seconde ! Puis arrive la grande flèche : l'onde QRS, sorte de pic aigu (R) précédé d'un petit creux (Q) puis suivi d'un deuxième (S), témoigne de la contraction des ventricules. Puis à nouveau un espace, temps correspondant à la récupération de cet effort nécessaire à envoyer entre 40 et 80 ml de sang dans nos artères à chaque battement. Enfin, l'onde T, dernier soubresaut, vient conclure la séquence, signant la « repolarisation » du système, et donc sa réceptivité à une nouvelle séquence. Tout est réglé comme du papier à musique. Un vrai métronome. Mais parfois, les faisceaux électriques et leur QG s'octroient quelques excentricités : on appelle ça des troubles du rythme cardiaque. Parmi eux, il en est un, assez fréquent (plus de 600 000 personnes en sont atteintes en France), en particulier après 60 ans : la fibrillation atriale (FA) ou auriculaire. C'est un trouble du rythme « supra-ventriculaire », c'est-à-dire qui trouve son origine dans le centre de commande de l'oreillette, et qui envoie des signaux anarchiques aux ventricules qui ont un peu de mal à suivre. D'où l'arythmie. Parfois asymptomatique, la FA peut être ressentie par les patients sous forme de sensations désagréables de « ratés », de petites poses suivies d'un battement ressenti comme brutal (extrasystoles), et parfois même, lorsque la machine s'emballe, sous forme d'une tachycardie plus ou moins rapide (souvent supérieure à 120/minutes) pouvant générer un malaise et même révéler une maladie coronarienne.

C'était le cas de notre patiente, que nous appellerons Lucie.

L'ECG montrait une tachycardie avec une FA paroxystique.

Dans le cas présent, elle avait été installée en salle de « déchoc », essentiellement en raison de la mauvaise tolérance de son arythmie (elle battait à 140/minutes) et surtout du fait d'une douleur précordiale qui la faisait souffrir depuis plus d'une heure, évoquant la possibilité d'un syndrome coronarien aigu. Installés dans ces salles équipées du matériel de réanimation en cas de besoin, les patients sont « scopés » afin de surveiller en permanence l'ensemble de leurs constantes.

Lucie était déjà traitée par un simple antiarythmique (flécaidine) pour cette FA dite « paroxystique », et il avait été discuté la possibilité d'une « ablation atriale », c'est-à-dire d'une intervention que l'on fait à l'aide d'un long cathéter, afin de « brûler » une partie du centre névralgique de l'oreillette responsable de cette cacophonie.

La patiente avait procrastiné.

Ce qui était ici plus préoccupant et nouveau, c'est la survenue pour la première fois d'une douleur angineuse, même si l'ECG, pour l'heure, ne laissait en rien entrevoir la possibilité d'une souffrance coronarienne. En pareille situation, les choses ne traînent pas : bilan biologique avec entre autres le dosage de la troponine (une enzyme cardiaque qui s'élève en cas de souffrance du cœur), pose d'une voie veineuse, échocardiographie pour voir la contractilité ventriculaire, et prise en charge de l'arythmie par des médicaments qui permettent de ralentir la fréquence cardiaque, en tenant compte de l'insuffisance coronarienne. S'ensuit l'appel des cardiologues qui prennent les choses en main en unité spécialisée, notamment s'il y a un geste à réaliser, par exemple, une coronarographie avec pose éventuelle d'un ou plusieurs stents en cas d'obstruction d'une artère coronaire.

Lucie était effectivement en train de faire un trouble du rythme qui, compte tenu de la tachycardie, était particulièrement mal toléré.

Néanmoins, nous étions préoccupés par la stabilité de sa tension artérielle à un bon niveau, ainsi que par la troponine (enzyme cardiaque qui s'élève en cas de souffrance cardiaque) dont la valeur légèrement élevée nous incita à la titrer à plusieurs reprises. Dans ce contexte, il fut décidé avec le cardiologue d'astreinte de réduire cette fibrillation par l'administration d'un antiarythmique (en l'occurrence ici l'amiodarone), ce qui eut un effet spectaculaire, le cœur de la patiente baissant en moins d'une heure à un rythme moyen de 100 battements par minute, ce qui supprima par là même les douleurs précordiales. Par ailleurs, un traitement anticoagulant lui fut administré.

Dans la plupart des cas, les troubles du rythme « supraventriculaires » (du type FA) sont bénins, et plutôt bien contrôlés par les médicaments. Ils imposent, dès lors que certains facteurs de risques associés sont réunis, la prescription d'un anticoagulant afin de limiter le risque d'embolie (AVC en particulier). Celle-ci est en effet favorisée par le fait que la fibrillation de l'oreillette (qui « tremble » au lieu de se contracter franchement) entraîne potentiellement des stases sanguines au niveau d'un petit repli que l'on appelle l'auricule. Lorsque la FA est mal tolérée, surtout si son installation est relativement récente, l'ablation atriale constitue un traitement efficace permettant de remettre le cœur en rythme régulier, c'est-à-dire en rythme « sinusal ». Néanmoins, il faut savoir que, en fonction de l'existence d'autres facteurs de risques, la plupart de ces patients ainsi traités devront rester sous anticoagulants. La prise en charge diagnostique et thérapeutique des troubles du rythme, en dehors des situations d'urgence, peut aisément être réalisée en ambulatoire, y compris les interventions endovasculaires qui sont essentiellement réalisées en hôpital de jour.

L'offre de soins en cardiologie, en particulier en France, est plutôt bonne. Avec plus de 7 000 cardiologues sur le territoire, la cardiologie fait partie des spécialités prisées lors du choix d'orientation des internes. La densité moyenne de cardiologues dans l'hexagone est malheureusement, comme pour beaucoup d'autres spécialités, relativement élevée dans les zones citadines à forte densité de population (en particulier l'Île-de-France et la région PACA), et faible dans certains déserts ruraux (centre de la France, Normandie, Meuse, Vendée…). Le mode d'exercice reste majoritairement libéral (45 %) et mixte (29 %). Parmi les cardiologues exerçant en France, 29 % sont des femmes (âge moyen 46 ans) et 49 % des hommes (âge moyen 54 ans) (Données Assurance maladie 2023). Cette différence tient essentiellement au fait que, dans les années 1980-1990, la cardiologie attirait, comme la chirurgie, essentiellement des hommes. De surcroît, cette spécialité a toujours bénéficié d'une « aura sociale » dans le monde médical, signant une forme de réussite, et aussi, d'un point de vue symbolique, une caste un peu élitiste. Aujourd'hui, la cardiologie comme d'autres spécialités telles que la gastroentérologie ou la chirurgie, s'est « ultraspécialisée » : on n'est plus cardiologue, on est rythmologue, hypertensiologue, spécialisé en cardiologie interventionnelle, cardiopédiatre… Cela tient essentiellement, non pas tant à la complexité des pathologies qu'à la multiplication des possibilités diagnostiques et thérapeutiques qui sont offertes, au premier rang desquelles se trouvent les investigations et interventions endovasculaires qui nécessitent un réel savoir-faire. Cette dérive vers l'ultraspécialité s'observe plus dans le monde hospitalier (public et privé) que dans le monde libéral pour des raisons assez évidentes. Mais elle pose deux problèmes structurels importants : le premier est le déplacement progressif de l'offre de soins cardiologiques vers l'ambulatoire et, par conséquent, la diminution inéluctable du nombre de lits de médecine cardiologique. L'autre se trouve dans le recours de plus en plus systématique à la cardiologie de ville, pour des pathologies qui pourraient tout à fait être prises en charge par des médecins généralistes, ce qui contribue, hélas à allonger de plus en plus les délais d'obtention de rendez-vous.

Quoi qu'il en soit, si la cardiologie reste une spécialité relativement préservée de la raréfaction médicale, les délais d'attente pour obtenir une consultation avec un cardiologue sont en France entre 1 et 2 mois, bien en deçà des spécialités telles que l'ophtalmologie, la dermatologie (non esthétique), ou la rhumatologie, où les délais peuvent atteindre en moyenne 52 jours. Par ailleurs, il est un pan de la cardiologie qui, comme pour la médecine générale, ne trouve pas preneur : la gériatrie. Le vieillissement de la population expose par essence à l'accroissement de la demande de soins relative à des pathologies cardiaques liées à la sénescence. Ce sont malheureusement ces patients-là qui finissent souvent aux urgences, faute d'un suivi adapté et régulier.

En ce qui concerne Lucie, elle fut donc hospitalisée en Unité de soins cardiologiques (USIC) de l'hôpital Georges-

Pompidou. Sortie au 3e jour de son hospitalisation, elle a dû subir par la suite une ablation atriale qui eut l'effet salutaire de la remettre définitivement en rythme sinusal. Elle garda néanmoins, compte tenu de son âge et de ses antécédents, son traitement anticoagulant.

7 — Antivax et imprudents

« La chance ne sourit qu'aux esprits bien préparés »
Louis Pasteur — 1822-1895

Paris, jeudi 16 avril 2020

Voilà près d'un mois que l'impensable s'est produit. Un virus, somme toute assez banal puisqu'il vient de la famille de ceux qui donnent habituellement un simple rhume, un virus donc, est en train de mettre la planète sens dessus dessous. La panique s'est peu à peu emparée de la population. Personne n'a vraiment vu venir la vague… Du moins pas de cette ampleur. Pourtant, dès le mois de janvier 2020, on pouvait se douter que quelque chose d'inquiétant se déroulait à 8 000 km de là…

Le 9 janvier 2020, la ministre de la Santé du gouvernement d'Édouard Philippe, Agnès Buzyn reçoit une alerte du directeur général de la santé, Jérôme Salomon : « Une épidémie de pneumonie d'origine inconnue a affecté 59 personnes dans le centre de la Chine, à Wuhan ; elle serait due à un nouveau coronavirus (la famille du SRAS). » Sur les 59 personnes contaminées, 7 étaient gravement atteintes. À ce stade, aucun patient n'était décédé, mais il faut bien dire que les informations parvenant de l'empire du Milieu étaient, à l'époque, parcellaires et sous le strict contrôle des autorités chinoises. Le 11 janvier, la ministre apprend qu'il y a un premier mort à Wuhan. Le 16 du même mois, la France détecte sur son territoire un premier cas probable de SRAS Cov-2 à Nancy. Le 21 janvier, le bilan fait état, selon l'OMS, de 198 cas à Wuhan, officiellement 2 décès, et de 3 cas exportés hors de Chine (1 au Japon ; 1 en Thaïlande, 1 en Corée du Sud). Le même rapport de l'OMS n'évoque pas un risque épidémique hors de Chine et annonce qu'il réunira un comité d'urgence le lendemain. À partir du 22 janvier, l'épidémie s'accélère. Plus de 2 000 cas sont répertoriés dans le monde. On compte une cinquantaine de décès en Chine. 50 millions de Chinois sont confinés. La plus grande puissance d'Asie ne peut plus cacher l'ampleur de la pandémie. Le centre de crise du ministère de la Santé (CORRUSS) est alors placé en niveau 2 de mobilisation renforcée. Les médias commencent à tourner en boucle sur le sujet, contribuant ainsi à alimenter une psychose et une atmosphère de fin du monde. Le gouvernement se veut, pour l'instant, rassurant. Les quelques « experts » qui s'expriment sur les plateaux se contredisent, se voulant tantôt confiants sur le risque faible de diffusion d'une épidémie à l'échelle planétaire, tantôt alarmistes, annonçant l'apocalypse en rappelant à juste titre que les virus ne connaissent pas de frontières. On affirme, on s'inscrit dans la posture, on exprime des hypothèses sous forme de certitudes, bref, on parle de ce que l'on ne connaît pas vraiment en feignant de maîtriser le sujet. Le concours de « sachants » est ouvert. Triste début de spectacle. Le 30 janvier, après que l'OMS eut déclaré « l'urgence » à 21 h, l'effet de panique passe allégrement les frontières, et en Europe, chaque État membre prend des mesures sans réelle coordination, les uns décidant de suspendre leurs vols vers la Chine, les autres commençant à compter leurs stocks de masques FFP2, du moins ce qu'il en reste… Début février, la France compte 6 cas confirmés, et chaque jour voit son lot de cas « possibles » s'afficher sur les écrans de télévision. Les Français sont scotchés à ce compteur commenté par les autorités sanitaires, sans mesurer l'ampleur de ce qui les attend. Curieux calme qui précède la tempête, le nombre de nouveaux cas durant ce mois de février semble se ralentir. On guette, on s'inquiète sans vraiment changer ses habitudes. « Ça va passer. Si, si, ça va passer ! » disent les uns accoudés au comptoir devant un petit café noir. « C'est encore les Chinois qui nous refilent leurs saloperies… » rétorquent les autres en allumant une clope sur la terrasse. Ainsi que le disait Albert Camus dans *La Peste* : « Beaucoup cependant espéraient toujours que l'épidémie allait s'arrêter et qu'ils seraient épargnés avec leur famille. En conséquence, ils ne se sentaient encore obligés à rien. »

En ce mois de mars 2020, le soleil réchauffe l'air de Paris. Le printemps semble précoce, et les rues de la capitale commencent à s'animer autour des terrasses de café et des jardins publics. La campagne pour les municipales efface provisoirement l'actualité du SRAS-Cov-2. Pourtant, le 9 mars, la France a largement passé le cap des 1 000 cas et on compte déjà 25 décès. Profondément préoccupés par le niveau alarmant de l'épidémie, l'OMS et la plupart des pays d'Europe commencent à mettre en place des mesures de protection et de restriction, au premier rang desquelles figurent les fameux « gestes barrières ». La guerre des masques a commencé, le plan blanc est déclenché dans les hôpitaux, les équipes médicales sont entièrement mobilisées sur ces patients qui arrivent aux urgences en état d'insuffisance respiratoire aiguë, les services de réanimation sont peu à peu saturés. Les chaînes d'infos en continu ne cessent de rabâcher les mêmes constats en les faisant passer pour des scoops, les experts expertisent, débattent, s'engueulent, le sujet est devenu politique. On a créé un « Conseil scientifique » à la tête duquel se trouve le Pr Jean-François Delfraissy. Il sera chargé de dire la vérité aux Français et de faire les recommandations qui s'imposent en fonction de l'état de l'art. On connaît la suite… Puis, tous les soirs, comme un rendez-vous obligé, comme un « sitcom » dont on ne change jamais ni les acteurs ni le décor, Jérôme Salomon, le ministre de la Santé (Olivier Véran qui a remplacé au pied levé Agnès Buzyn) et le Premier ministre égrainent le nombre de cas et le nombre de morts, en renouvelant les conseils de prudence, et l'injonction à porter ces masques dont nous manquons cruellement, ou à défaut, les petites étoles de tissus à l'efficacité douteuse qui les ont remplacés. Hélas devrais-je dire, made in France… Les journalistes se ruent sur les micros pour poser les sempiternelles questions auxquelles personne n'a de réponse : « Y aura-t-il un vaccin ? Dispose-t-on de médicaments ? Est-ce vrai que ce sont les vieux et les obèses qui meurent en premier ? Il paraît que le virus s'est échappé du laboratoire P4 de Wuhan, confirmez-vous ? » Un autre, agressif, interpelle Édouard Philippe : « Mais enfin, que comptez-vous faire pour protéger les Français ? » Vous n'allez pas tarder à le savoir… Du jamais vu. De l'inédit. Une décision qui va faire date dans l'histoire de ce siècle et qui va plonger le pays dans une ambiance de fin du monde : le confinement.

J'ai décidé de me mobiliser. Étant inscrit dans la « réserve sanitaire » depuis toujours, et sachant que les hôpitaux ainsi que la régulation du 15 avaient besoin de renfort, je prête comme beaucoup de mes confrères, main-forte aux équipes en tant « que médecin — aide-soignant ». En ce jeudi d'avril, je me rends à la Pitié. Je traverse Paris à moto muni d'une attestation « permanente », sorte de laissez-passer dont le personnel de santé a le privilège, si l'on peut dire… Il fait un temps splendide en ce milieu de semaine. Le ciel, d'un bleu azur, découpe les monuments de Paris comme s'ils étaient collés sur du papier glacé. Je roule, quasiment seul, le long de la rive gauche de la Seine.

Le quai d'Orsay est désert. Seule une patrouille de policier filtre au niveau du pont Alexandre III les quelques rares « zombies masqués » qui s'aventureraient à promener leur chien au-delà du périmètre autorisé. Il y a de l'irréel, de la douceur et de la mélancolie dans ce tableau. Chaque boulevard, chaque avenue, la moindre ruelle semble figée dans le temps. Paris, habituellement si animé en ces premiers jours de printemps, s'offre un silence de cathédrale, un sommeil profond en plein jour… Sous le soleil qui pointe au-dessus des Invalides, les toits en zinc brillent caressés par la lumière tamisée. Des parfums oubliés de fleurs, des odeurs nouvelles de verdure mêlées de rosée matinale s'élèvent timidement, comme un secret chuchoté à l'oreille d'une ville endormie. Les bancs sont vides, les berges ne promènent plus personne, et les ponts, témoins de promesses et d'histoires d'amour naissantes, attendent en vain leurs visiteurs. La ville est nue et pourtant secrète. Les jardins publics, habituellement pleins de vie, se transforment en havre de calme où les oiseaux reprennent possession de leur royaume. Les cafés, les restaurants ont rideaux baissés. Derrière ces vitres trônent des chaises et des tables empilées, un parfum d'antan, celui du café torréfié, des frites bien grasses et de la bière fraîche qui mousse sous la pression du fût. On tend l'oreille. Point de conversations, point d'éclats de rire, point de cliquetis de fourchettes, de tintement de verres ou d'annonces tonitruantes : « Un hamburger saignant pour la 12 ! » Non, tout est souvenir. Je m'arrête à un feu rouge. Réflexe presque inutile face à un croisement qui ne croise rien. Je lève instinctivement les yeux vers les fenêtres d'un bel immeuble haussmannien. Que racontent-elles ? Qui se cache derrière ces rideaux tirés ? Quelle histoire intime se raconte à cet instant figé, quels soupirs d'espoirs, quelles promesses murmurées dans l'inquiétude de cette épidémie sans fin ? Plus loin, un Parisien chanceux profite d'un balcon ouvrant sur la Seine. Il se penche et tente de passer la tête au-delà de la joue en verre : « Ah vous êtes-là ! » dit-il à son voisin qui fume sa cigarette avec une tasse de thé à la main. Ainsi se créent des liens jusque-là inexistants : on fait connaissance des autres co-propriétaires, au gré d'un regard complice, d'un mot d'encouragement, d'un battement de cuiller en bois sur une casserole en alu. Un lien invisible entre des âmes isolées, si proches, si loin… Tiens ? Une porte cochère qui s'ouvre… Une femme, vêtue d'un simple jogging, d'un tee-shirt et d'une paire de baskets, sort avec une poussette dans laquelle se trouve une petite tête blonde, épargnée du masque réglementaire. Un panier accroché à la poignée, elle se dirige vers le seul commerce ouvert au bout de la rue. Le frigo est vide. Qu'est-ce qu'on va manger ce midi ? Le boulevard Saint-Germain est méconnaissable. Il s'ouvre à lui-même dans une infinie solitude. Les enseignes des boutiques de luxe et de prêt-à-porter rappellent qu'ici, avant, il y avait une vie, des clients qui entrent et qui sortent, des gens pressés qui émergent des bouches de métro comme des fourmis d'une fourmilière, des automobilistes agacés qui klaxonnent, des vélos qui tentent un gymkhana pour éviter un feu rouge, la terrasse du Café de Flore bondée de touristes, et les livreurs qui déchargeaient leur cargaison devant l'entrée de la brasserie Lip… Mais ça, c'était avant… Avant que nous soyons privés de cette liberté chérie, inscrite au frontispice de la République, et dont nous n'avions en réalité pas vraiment conscience. Comment l'infiniment petit, un micro-organisme bourré de petits picots sur la tête, peut-il ainsi narguer la planète entière ? Pourtant, on ne peut pas dire que ce soit la première fois. L'humanité fut déjà, et à de nombreuses reprises, exposée à de grandes pandémies, faisant plusieurs millions de morts : la peste de Justinien entre le VIe et le VIIIe siècle (probablement plus de 50 millions de personnes touchées), la peste noire au

Moyen Âge entre 1347 et 1353 (25 à 35 millions de morts), la fièvre jaune en provenance de l'Afrique de l'Ouest aux XVIIe et XIXe siècles, ou le choléra qui ressurgit en Inde en 1826 et qui tue encore aujourd'hui près de 100 000 personnes chaque année, la grippe espagnole à laquelle on fait souvent référence, fléau pandémique dévastateur apparu en 1917 aux États-Unis, et qui fit en entre 1918 et 1919 plusieurs dizaines de millions de morts en Europe. Ensuite, plus récemment, ce fut le Sida dans les années quatre-vingt, les MERS, le SRAS, le H2N2 (grippe asiatique), le H1N1 ou encore le H3N2 (grippe de Hong Kong), toutes venues de l'Est et ayant déclenché quelques frayeurs à l'Ouest. On tente de se préparer à la prochaine vague, on effectue des recherches sur les virus, leurs potentielles mutations, on guette les zoonoses, on essaye de nouveaux vaccins, mais rien n'y fait. Le virus est un micro-organisme d'une incroyable adaptabilité. C'est un ennemi invisible et silencieux, perfide et injuste. Nous sommes souvent condamnés à réagir. Parfois un peu tard.

Hôpital Georges-Pompidou, Paris, décembre 2023

— Bonjour Madame, fis-je en entrant dans le box muni d'un masque.

En cet hiver de 2024, 4 ans après l'épidémie, le nombre de cas de Covid dans la région parisienne est en hausse. La patiente dont j'allais m'occuper était à demi-assise sur son brancard, appareillée d'un masque à oxygène débitant à 3 litres par minute, dans lequel elle s'efforçait de respirer entre deux quintes de toux, mais de façon un peu anarchique et avec un souffle court. Je réajustai le masque sur son visage et lui conseillai :

— Essayez de respirer plus doucement, Madame. Vous n'êtes pas trop allongée ? Elle me fit un signe de la tête.

— Alors, je vois que ça a commencé il y a 5 jours, avec de la fièvre à 39°, un gros rhume et une toux tenace. C'est bien cela ? Elle acquiesça.

— Vous êtes très gênée pour respirer depuis quand ?

— Depuis hier, me fit-elle d'une voix nasillarde.

Cette patiente, nous l'appellerons Marie-Claire, âgée de 64 ans, était fatiguée, polypnéique (fréquence respiratoire à 20/minute), fébrile, et désaturait à son arrivée à 87 %. Elle avait pour antécédents un léger surpoids, une hypertension artérielle traitée et un tabagisme actif responsable d'une bronchopathie chronique obstructive (BPCO). Elle n'était à jour d'aucune vaccination, ni la grippe ni le Covid. L'auscultation pulmonaire révélait des râles bronchiques aux deux bases, alors que l'auscultation cardiaque était normale ainsi que l'ECG. Seule la pression artérielle était un peu élevée à 165/82. J'expliquai à la patiente ce qu'on allait lui faire : gaz du sang artériel, radio thoracique, bilan biologique complet, examen urinaire (BU), et écouvillonnage nasal (PCR) à la recherche des principaux micro-organismes responsables d'un tableau de pneumopathie aiguë. Je lui promis de revenir la voir dès que je serai en possession des résultats de ces examens, non sans l'avoir prévenue que cela prendrait environ une heure. En attendant, je l'invitais à faire de son mieux pour bénéficier pleinement de l'oxygène, notamment en contrôlant sa respiration malgré les quintes de toux.

Environ une heure plus tard, les résultats des examens confirmèrent l'existence d'une pneumopathie, probablement virale, sans critères majeurs de gravité : la PaO2 était supérieure à 70 mmHg, les lactates et LDH rassurants, la SpO2 était maintenant supérieure à 90 % sous 3 litres d'oxygène par minute, il n'y avait pas de leucopénie, mais une discrète lymphocytose, la CRP était, sans surprise, élevée. La radio pulmonaire révélait un aspect de pneumopathie bilatérale sans atteinte lobaire franche. Il ne nous restait plus qu'à attendre les résultats du PCR. Ces derniers arrivèrent un peu plus tard et confirmèrent un « Covid ». Compte tenu de ses antécédents, on compléta alors l'imagerie par un scanner. Celui-ci revint avec un aspect typique en verre dépoli sur moins de 20 % du territoire pulmonaire, signant une atteinte modérée.

Je revins auprès de la patiente pour lui expliquer la suite des opérations, la nécessité de la garder dans le service de pneumologie pour surveillance, sans doute de la mettre sous corticothérapie si elle restait dépendante à l'oxygène, et de la couvrir par une antibiothérapie du fait de ses antécédents de bronchite chronique. Par ailleurs, je ne pus m'empêcher de me mettre gentiment en colère, en soulignant son imprudence à ne pas se faire vacciner et mon incompréhension face à son tabagisme dans un contexte de BPCO. Elle rétorqua sans coup férir qu'elle était contre les vaccins, et qu'elle avait vu, sans blaguer, sur les réseaux sociaux, que le tabac protégeait du Covid… Hallucinant !

Étrange paradoxe que celui qui habite l'esprit de près d'un Français sur deux : à peine relevés d'une crise sanitaire, économique et sociale, voilà qu'ils continuent à se méfier de la seule solution qui permettrait de ne pas revivre ce cauchemar : le vaccin. La défiance à l'égard des vaccins est tenace. Elle n'est, du reste, pas nouvelle. Les polémiques irrationnelles autour de leur sécurité, alimentées par des militants adeptes de théories complotistes, ont fait depuis des années la part belle à la résurgence de la rougeole, de la rubéole, sans parler de la grippe qui sévit à chaque saison du fait de notre incapacité à pratiquer une vaccination de masse qui empêcherait la circulation du virus, et éviterait ainsi des milliers de morts dans les populations les plus fragiles. Les micros-trottoirs volés çà et là, les sondages fumeux, sont autant de témoins de la difficulté qu'il y a à convaincre qu'une peur ne peut en remplacer une autre. Les seuls arguments avancés par les plus sceptiques reposent sur l'idée que les vaccins anti-Covid ont été mis au point trop vite, que l'on n'avait pas assez de recul, et que par conséquent, il faudrait attendre des années avant de se décider d'être certain de leur innocuité. En réalité, la réticence à la vaccination procède d'un mécanisme plus complexe, commun à toute démarche de prévention : « Ce sont les autres qui tombent malades, moi, ça ne m'arrivera pas. » Par conséquent, c'est plus le déni du risque premier qui, chez la plupart d'entre nous, nous fait refuser d'en prendre un autre, infiniment plus faible, pour l'éviter. Or, ce qui fut singulier dans la crise du Covid-19, c'est que personne ne peut nier l'ampleur des dégâts collatéraux consécutifs aux mesures, sans précédent, prises pour protéger la population d'une maladie dont la mortalité reste inférieure à 3 %. Depuis l'origine des vaccins, aucun d'entre eux n'a entraîné de décès, ou d'effet secondaire grave, dans une proportion équivalente à celle du Covid-19, elle-même très faible.

L'erreur de raisonnement tient donc à la vision individualiste de la vaccination. En réalité, la vaccination est d'abord une démarche collective destinée à se protéger, mais surtout à protéger les autres, les plus vulnérables, de la propagation du virus et donc du risque de contamination. Elle doit être présentée comme une ambition altruiste, citoyenne, et surtout, comme la seule solution pour prévenir ces crises pandémiques liées, en particulier, aux virus grippaux et aux SRAS. Il faut saluer l'ingéniosité des chercheurs, la mobilisation de l'industrie pharmaceutique, et celle des pouvoirs publics dans cette quête thérapeutique. En très peu de temps, sur un virus que l'on ne connaissait pas, on a réussi par l'innovation à ouvrir de nouvelles voies thérapeutiques (celle de la transcription de la protéine Spike [S] du virus par l'ARN messager comme véhicule de la stimulation de production d'anticorps), et à produire des millions de doses dès que les premiers résultats se sont avérés encourageants. Avec une réponse immunitaire de 95 % pour le Covid et en moyenne de 75 % pour la grippe saisonnière, il n'y a pas à hésiter. Il faut, pour le Covid comme pour la grippe, développer une immunité collective en commençant par les populations les plus exposées et les plus vulnérables. On ne peut pas laisser la moindre place à l'idéologie du doute et de la peur, à moins de faire face à une nouvelle vague endémique, avec ce virus ou avec un autre. Il faut l'expliquer avec pédagogie, avec rassurance, mais fermement, aux Français. Je reconnais que la tâche n'est pas simple pour ceux qui ont, en d'autres temps, prétendu que les masques ne servaient pas à grand-chose quand on n'était pas malade…

Marie-Claire est sortie du service au cinquième jour apyrétique, non dyspnéique, saturant correctement en oxygène. L'histoire ne dit pas si elle a entrepris d'arrêter de fumer et si elle s'est convaincue de se faire vacciner pour l'hiver prochain.

8 — Mauvais calcul.

« Que vos reins soient ceints et vos lampes allumées »
La Bible. Luc, XII, 35.

Quand j'étais petit, il y avait un jeu que j'affectionnais particulièrement : le Cluedo. Ah le Cluedo ! C'est comme une madeleine de Proust qui, dès que l'on plonge la main dans le plateau, nous transporte instantanément dans un univers empreint de mystères, de crimes, d'enquêtes à huis clos que l'on habille de dialogues mélangés d'Audiard et d'Agatha Christie. On est là, autour d'une table, avec ses copains, chacun s'apprêtant à relever le défi avec une pointe d'excitation et de malice. Le parfum des cartes que l'on mélange, le bruit feutré des pions qui avancent sur le tapis du manoir, les armes du crime en métal argenté : la corde, le revolver, la matraque, le poignard, le chandelier, la clé anglaise… Et puis les noms des protagonistes, personnages un peu britishs aux couleurs évocatrices : Colonel Moutarde, Madame Pervenche, Mademoiselle Rose, Professeur Violet, Docteur Olive et Madame Leblanc… On frotte les dés pour faire un double et filer directement dans le salon ou la véranda afin d'y formuler une hypothèse. Alors, dotés d'une imagination fertile et d'une logique qui n'envie rien à celle d'Hercule Poireau, nous voilà transportés dans cet univers suspicieux, où chacun se plaît à accuser son voisin d'un crime qu'il n'a pas commis. Il y a de la nostalgie, du sérieux et de la dérision dans le Cluedo. La sensation douce-amère de ne pas sortir vainqueur, l'indignation face à la « chance » de son adversaire, l'esprit de compétition d'un jeu de société, l'imagination qui s'envole dans les couloirs sombres et les passages secrets du manoir, et cet après-midi pluvieux où l'on se surprend à évoquer cette possibilité consensuelle : « Et si l'on faisait un jeu ? » Alors on se précipite devant la grande armoire normande où s'entassent pêle-mêle le Monopoly, le Mille Bornes, le Backgammon, un plateau de dés en feutrine verte, deux jeux de cartes — tiens ! il manque le huit de trèfle ! — et au fond, là derrière, inaccessible, le Cluedo. On l'extrait délicatement en craignant de voir le couvercle verser avec tous les jetons. En l'inclinant, il fait ce bruit que font tous les jeux de société : celui d'un bandit manchot qui crache ses pièces. On s'installe, on s'organise, on jette un coup d'œil sur le feu et on envisage un soda. Forcément, on réexplique les règles : « Tu es sûr que l'on peut avancer en diagonale ? » Alors les premières discordes se font jour jusque dans le choix des personnages. Tout est prêt. On a tiré au sort ! C'est Jérôme qui commence : double six ! Quel bol !

Le Cluedo, c'est une enquête, c'est un but, que dis-je une obsession : mais qui est le coupable ? Et la médecine, c'est comme le Cluedo. On a un cadre, un contexte, un organe malade, des possibilités, des coupables potentiels, des traces et des indices. Sauf que là, on ne peut pas jouer avec les dés. Et comme au Cluedo, on peut faire fausse route ou se faire piéger malgré une bonne intuition. Ce fut le cas avec Sandrine G.

Hôpital Georges-Pompidou, Paris, juillet 2024

Sandrine fait partie de ces patientes qui arrivent aux urgences avec un tableau que l'on va qualifier

« d'atypique » et, ce faisant, ouvre une partie de Cluedo pour le moins surprenante. L'histoire de cette jeune femme d'une trentaine d'années est au départ assez simple : elle se présente avec une fièvre à 39 °C depuis 4 jours et des céphalées. Rien d'autre. Pas de toux, pas de dyspnée, pas de brûlures urinaires, pas de douleurs abdominales, pas de douleur thoracique, pas de signes cutanés, pas de signes ORL, bref, rien d'autre qu'une fièvre et des céphalées. Elle a pour seul antécédent, une pyélonéphrite qui remonte à un an, et qui oriente assez naturellement le diagnostic vers une possible récidive. La bandelette urinaire va nous en dire plus ! L'examen clinique est strictement normal. Elle n'a pas de raideur de la nuque, l'auscultation cardio-pulmonaire est normale, le ventre est souple et indolore… On lance alors le bilan biologique, des hémocultures, une radio pulmonaire de principe et surtout un examen des urines (ECBU) à la recherche d'une infection urinaire. Je sors du box de cette patiente convaincue qu'elle a à nouveau une infection urinaire, bien que ne présentant aucun symptôme évocateur de cela. Une intuition essentiellement alimentée par ses antécédents récents ; ma première surprise va venir de la « bandelette urinaire » qui ne retrouve aucun leucocyte dans les urines, mais des traces de sang ininterprétables, la patiente étant en période de menstruation. L'absence de leucocyturie à la bandelette, sans exclure l'infection, n'est pas banale. Ce qui le sera encore moins, c'est que l'examen direct de l'ECBU ne retrouve aucun germe, pas de leucocyte, et toujours des traces de sang. Là, on peut commencer à avoir un doute. De plus, le bilan biologique n'est pas très concluant, la fonction rénale est normale, le bilan hépatique aussi, il y a une discrète hyperleucocytose, et la CRP (marqueur de l'inflammation), en revanche, est très élevée. La radio pulmonaire est normale. L'échographie abdominale faite avec l'appareil des urgences me fait avoir un doute sur son rein gauche que je trouve un peu gros. Mais l'examen n'est pas facile chez cette femme un peu enveloppée. Elle est « infectée » de quelque part, mais d'où ? Je retourne voir la patiente, et comme je le fais souvent quand je ne comprends pas très bien, je la réinterroge et la réexamine. À part les céphalées, elle ne se plaint de rien. Bien que n'ayant pas de signes cliniques très probants, l'idée qu'elle puisse faire une méningite me vient à l'esprit. J'en parle à un de mes collègues avant de proposer la ponction lombaire (PL), qui n'est pas un examen très agréable. Ce dernier, comme moi, est interrogatif sur ce tableau, pense qu'on ne peut pas se permettre le doute, et que l'absence d'autres pistes évocatrices d'une infection périphérique impose la PL. C'est parti pour la PL. J'explique longuement à la patiente le déroulé de l'examen, pourquoi il est prudent de le faire, et la rassure sur la douleur en lui proposant un peu de protoxyde d'azote au masque. L'examen se déroule parfaitement bien, et le liquide céphalo-rachidien revient clair. L'examen cytologique confirmera l'absence de germe et donc l'absence de méningite. Nous revoilà, oserais-je dire, dans le salon avec le colonel Moutarde, donc à la case départ… Cela fait maintenant plus de 4 heures que la patiente est aux urgences, et elle frissonne toujours lors de pics fébriles. Si les hémocultures poussent, cela nous donnera au moins le germe, et donc un précieux indice (le pistolet ou la matraque du Cluedo !), mais pas avant 48 heures… De guerre lasse, je décide un scan thoracoabdominal à la recherche d'un abcès ou de signes d'inflammation organique. J'explique à nouveau à la patiente et à son mari le pourquoi de tout cela. La clé de l'énigme va enfin venir du scanner : celui-ci va montrer un gros rein gauche, dilaté (une hydronéphrose, nettement plus importante que celle suspectée à l'échographie), avec un calcul de 8 mm, totalement obstructif, dans le bas uretère gauche. Si bien que cette patiente faisait bien une pyélonéphrite, mais le calcul rénal empêchant le moindre écoulement d'urine infectée venant du rein gauche, celles recueillies à l'ECBU venaient de l'autre rein, et donc étaient parfaitement stériles ! On devrait toujours suivre ses intuitions premières…

Pour ceux qui ne sont pas médecins et qui lisent cette histoire, il faut bien comprendre ce qui n'est pas banal dans le tableau clinique de Sandrine. La première chose, c'est qu'elle n'ait pas fait de douleur de « colique néphrétique » au moment de la migration de son calcul. La deuxième, c'est qu'elle n'ait pas non plus de douleurs lombaires. Les pyélonéphrites, surtout avec une dilatation du rein, en général, sont douloureuses au niveau de la fosse lombaire. La troisième, nous l'avons vue, c'est que le calcul obstrue à ce point l'uretère que pas un leucocyte, pas un germe ne filtre dans les urines. Même si les études montrent que dans près de 30 % des cas de pyélonéphrites sur lithiase, on ne retrouve pas de germe à l'ECBU, cela reste un peu piégeant. Sandrine a été hospitalisée en urologie, on lui a posé en urgence une sonde de dérivation (ce que l'on appelle une sonde de JJ) et mise sous antibiotiques à large spectre et à forte dose.

Il y a plusieurs enseignements à tirer de cette histoire.

– D'abord, il faut se féliciter qu'en 2025, tous les services d'urgences soient dotés d'un scanner opérationnel H24, et que cet examen soit devenu une investigation de routine extrêmement performante. De mon temps, il y a 30 ans, on n'avait de scanner que sur requête très spécifique et parfaitement motivée. L'hôpital ne disposait en général que d'un seul appareil (c'étaient les tout premiers, de première génération), quand il en avait un…

– Ensuite, si le doute en médecine est père de sagesse et d'humilité, il ne faut pas le laisser envahir ses intuitions premières. L'échographie faite aux urgences pouvait quand même faire penser qu'il se passait quelque chose sur son rein gauche. Mais quand le tableau clinique ne coche pas toutes les cases, et que vient à l'esprit que l'on puisse passer à côté de quelque chose d'aussi grave qu'une méningite, alors ce doute devient une obsession, et on n'a de cesse que de vouloir le lever. Je pense sincèrement que les céphalées importantes de cette patiente imposaient la PL, même si, en refaisant l'histoire, on se dit qu'on aurait pu aller directement au scanner.

– Les formes atypiques en médecine sont, par nature, en exclusion des formes typiques. Si bien que l'esprit n'est pas préparé à les envisager au premier chef, même si l'on sait qu'elles existent. Ce serait, sinon, trop facile ! Néanmoins, comme au Cluedo, un faisceau d'indices ne vaut pas preuve, et l'absence d'indice n'exclut rien…

– Quand on ne comprend pas une histoire clinique, il y a deux règles d'or : la première, c'est de retourner voir les patients, les réexaminer s'il le faut, et ne pas hésiter à demander un avis à un de ses collègues. La seconde, c'est de faire confiance à son intuition première. Sans qu'elle pousse à l'entêtement, l'intuition clinique est souvent le meilleur moyen de ne pas s'égarer dans des hypothèses sophistiquées. Elle n'a pour seul défaut que de venir avec l'âge et l'expérience.

Ces patients sont de vraies urgences, nécessitant une prise en charge complète et rigoureuse. Malheureusement, les services d'urgences, même quand ils sont dotés de moyens conséquents, ne constituent pas l'endroit idéal pour faire de la médecine « un peu compliquée ». Pressés par le temps, par les malades qui attendent, et parfois limités par les moyens, il nous faut souvent proposer l'hospitalisation de ces patients avant même d'avoir pu faire un diagnostic précis. Et c'est là où le manque de lits d'aval peut devenir un vrai sujet, en particulier lorsque ce sont des patients sévères dont on aimerait éviter le ballottage entre différents services ou hôpitaux. Il n'est en effet pas rare, en particulier en fin d'après-midi, que les services de spécialités à qui l'on propose un patient nous répondent dépités qu'ils n'ont plus de lits. Il reste toujours la solution dite de « l'hébergement dans un autre service » en attendant qu'un lit se libère, mais cela suppose que les patients ne nécessitent pas de geste en urgence, et que leur surveillance ne soit pas trop lourde. Mais de toute façon, cette solution revient à « pousser les meubles », et à un moment, quand il n'y a plus de place…

Quant à la pyélonéphrite, c'est une pathologie fréquente, plus fréquente chez les femmes que chez les hommes. *Escherichia Coli*, une bactérie normalement présente dans le gros intestin, est l'agent responsable d'environ 90 % des cas de pyélonéphrites chez les personnes non hospitalisées ou vivant en maison de retraite. Les infections remontent, en général, depuis l'appareil génital, par l'urètre jusque dans la vessie, puis par les uretères jusqu'aux reins. Chez les personnes dont les voies urinaires sont saines, la remontée de l'infection par les uretères vers les reins sera évitée par le flux urinaire qui emporte les micro-organismes et par l'occlusion des uretères à leur point d'entrée dans la vessie. En revanche, en cas d'obstruction des voies urinaires, par un calcul par exemple, le risque de pyélonéphrite augmente considérablement.

Ce risque est, par ailleurs, accru au cours de la grossesse : l'utérus distendu comprime les uretères et gêne l'écoulement normal du flux urinaire et la grossesse augmente le risque de reflux urétéral en dilatant ces derniers et en réduisant les contractions musculaires qui amènent l'urine au travers des uretères jusqu'à la vessie. Enfin, le risque et la gravité de la pyélonéphrite sont accrus en cas de diabète ou d'affaiblissement du système immunitaire.

Les symptômes de la pyélonéphrite débutent souvent soudainement avec l'apparition de frissons, de fièvre, d'une douleur dans la région lombaire uni ou bilatérale, de nausées et de vomissements. Près d'un tiers des personnes souffrant de pyélonéphrite présentent également des symptômes de cystite (infection vésicale), avec des mictions fréquentes et douloureuses. Un rein ou les deux peuvent augmenter de volume (hydronéphrose), en particulier s'il y a un obstacle sur les voies urinaires. L'irritation liée à l'infection et au passage d'un calcul rénal (s'il y en a un) provoque en général une colique néphrétique dont la douleur (elle, unilatérale) est souvent évaluée par les patients comme insoutenable. Chez les personnes âgées, la pyélonéphrite peut ne provoquer aucun symptôme ou se révéler par une septicémie. En cas de pyélonéphrite chronique, la douleur peut être vague et la fièvre intermittente, voire absente.

Le traitement de l'infection nécessite une antibiothérapie systématique pendant 15 jours, plus chez l'homme lorsque la pyélonéphrite est associée à une prostatite. Bien entendu, la levée d'un obstacle urinaire s'impose dès lors qu'il est associé à l'infection. Dans certains cas de pyélonéphrites chroniques ou de récidives fréquentes, on peut être amené à proposer des cures courtes d'antibiotiques, bien que cela soit discuté en raison du risque de résistance bactérienne.

Si j'ai pris le temps de décrire cette pathologie, ce n'est pas tant pour faire un cours sur la pyélonéphrite, que pour vous permettre de mesurer la différence qu'il peut y avoir entre un tableau « théorique » typique d'une affection, et la réalité qui, pour toutes sortes de raisons, peut s'avérer bien différente. La médecine est alors un exercice de réconciliation entre le savoir et la connaissance issue de l'expérience. Exercice délicat dans lequel on peut se fourvoyer en déductions contradictoires. C'est pourquoi, dans les décisions que nous prenons, en particulier aux urgences, beaucoup d'entre elles sont guidées par une approche probabiliste. C'est ce qui permet d'être efficace, de ne pas perdre de temps, et de ne pas engendrer de perte de chance pour le patient. Je crois important de partager avec les malades et leurs familles les démarches diagnostiques et thérapeutiques que nous entreprenons et les hypothèses qui les supportent. Ce temps de pédagogie, dans un langage qui doit être simple et non jargonnesque, est rassurant pour le patient, même s'il est jalonné d'incertitudes. En outre, il engage ce dernier dans une démarche « compliante », c'est-à-dire dans une acceptation de sa maladie et de la douleur qu'elle engendre. Je regrette trop souvent que, pressés et impatients, les médecins ne consacrent pas plus de temps à cet exercice.

Sandrine est sortie du service d'urologie au troisième jour d'hospitalisation, sonde JJ en place et antibiothérapie à poursuivre pendant 15 jours.

9 — Le pouvoir magique du chirurgien

« *On peut mesurer la magie d'une présence à ce qui disparaît avec elle* »

Alice Ferney, *La conversation amoureuse*, 2000

Il y a de la magie dans la chirurgie. D'ailleurs, jadis, les frontières entre la magie et la médecine n'étaient pas toujours bien claires… Le chirurgien, en connaisseur de l'anatomie, parce qu'il intervient de façon radicale et intrusive sur le corps humain, a le pouvoir unique de réparer de ses mains habiles ce qui est défaillant, brisé, ou envahi par un intrus tumoral. Par ce rituel qui incise, qui ouvre, qui pénètre l'intimité native de la personne, l'opérateur peut accéder aux chairs, au sang, aux *excreta*, aux énergies vitales, et à tout ce qui pourrait susciter le dégoût une fois hors du corps. Cela fait d'eux des transgresseurs de tabous, et, à ce titre, des personnages ambivalents, symboliquement sacrés et souillés, donc par définition fascinants et redoutables. Maître d'une cérémonie rituélique, codifiée, et orchestrée dans ses moindres détails, le chirurgien touche du bout de ses doigts gantés à ce que nous possédons comme seul témoin de notre existence : un corps chaud au cœur battant. Cela fait de cet acte mystérieux un acte sacré, et de son auteur parfois un « dieu » aux yeux de son patient.

Mais si les chirurgiens se prennent parfois pour des « dieux », en revanche, Dieu, lui, ne s'est jamais pris pour un chirurgien ! Curieusement, cette dimension thaumaturgique de la chirurgie devait contraster pendant plusieurs siècles avec le statut dévalorisé de ce métier considéré comme seulement « mécanique », et dévolu comme tel à des barbiers-chirurgiens sans formation universitaire et soumis aux prescriptions médicales. Pour autant, ces derniers possédaient la science de l'anatomie, tandis que les médecins, eux, s'arrogeaient celle des pathologies, de la sémiologie, et des potions médicinales. Si bien que jusqu'au XVIIIe siècle, il existait une franche rivalité entre ces deux corps de métiers, les médecins n'ayant pour leurs confrères chirurgiens que peu d'estime. Il faudra attendre la création de la fondation de l'Académie royale de chirurgie (1731) pour voir la communauté des chirurgiens conquérir une reconnaissance officielle qui, ironie du sort, précéda de loin l'avènement de l'Académie de médecine en 1820. En ces temps troublés de l'ère napoléonienne, l'Europe est en guerre permanente, et la chirurgie est alors considérée comme le seul recours thérapeutique à des plaies et des traumatismes engageant fréquemment le pronostic vital des blessés. On a besoin de chirurgiens sur le champ de bataille et l'on se met à enseigner et à former de jeunes praticiens qui, pour la plupart, devenaient, de fait, des militaires. C'est à partir de la deuxième moitié du XIXe siècle — grâce à l'adoption et au perfectionnement progressif de l'anesthésie d'abord, puis de l'hygiène opératoire — que le métier prend un élan technique et professionnel sans précédent. La chirurgie est glorieuse lorsque le poète Paul Valéry compose, à la demande de son ami Henri Mondor, un *Discours aux chirurgiens* destiné à la séance inaugurale du Congrès de chirurgie (Paris, 1938). L'homme de lettres présente alors aux praticiens un miroir splendide. Ils y apparaissent comme de grands prêtres nimbés d'une aura sacrée qui transcende largement celle du scialytique. À ne pas en douter, Henri Mondor, du fait de son métier de chirurgien, mais aussi de par son talent littéraire, éleva la chirurgie au rang d'art suprême, conférant ainsi à ceux qui en avaient le don une sorte de gloire et de pouvoir jalousée par les médecins. L'illustration de ce pouvoir fut mise en scène en 1951 par Yves Ciampi dans le film *Un grand patron*, où le Professeur Delage est incarné par Pierre Fresnay, qui y campe un brillant chirurgien parisien admiré, mais aussi jalousé tant pour son talent que pour l'archétype de la grande bourgeoisie de l'époque dont il est l'incarnation parfaite. Dans ce film, le Professeur Delage est obsédé par la conquête du pouvoir, celui d'accomplir des « miracles » grâce à ses mains, mais aussi celui que confèrent les honneurs, en briguant un siège à l'Académie, si bien que le « grand prêtre » dépeint par Paul Valéry se mut en un carriériste pour le moins antipathique. La nouvelle technique de greffe de rein évoquée dans ce film ajoute au sacré un aspect d'innovation technologique qui fera dire la même année au célèbre chirurgien René Leriche, que « nous entrions dans l'ère miraculeuse ».

Pour autant, le travail des chirurgiens n'est en aucune manière de nature mystique. Mais il faut bien admettre que la représentation thaumaturgique de la chirurgie et des chirurgiens a été réactivée par les exploits contemporains au premier rang desquels se trouvent les greffes d'organes rendues possibles, il convient de le rappeler, par la génétique, l'immunologie (mise en évidence de la compatibilité HLA) et la mise au point des immunosuppresseurs (azathioprine puis la cyclosporine, le tacrolimus, et le mycophénolate mofétil…). Ce sont ces avancées médicales qui permettront en 1962, à Boston, d'effectuer la première greffe rénale, et de réaliser ainsi le « miracle » de saint Côme et saint Damien greffant une jambe au diacre Giustiniano (on peut en admirer la fresque peinte par Fra Angelico au couvent San Marco à Florence). Cette prouesse chirurgicale ne devint un espoir pour tous les transplantés qu'à l'avènement de la cyclosporine, consacrant ainsi la pensée de René Leriche :

« On transplante des tissus vivants. Un transplant qui continue à vivre est une greffe. Il n'y a greffe que quand la continuité de la vie personnelle du transplant est assurée. Un transplant qui meurt n'est pas une greffe. »

Mais le « miracle » reste néanmoins attribué au chirurgien. Il conserve la première place dans l'imaginaire collectif, ne serait-ce que parce que son geste est précis et, au sens littéral, spectaculaire, tandis que l'efficacité des médicaments se déploie dans l'obscurité floue des tissus.

L'autre paramètre de modernité qui vient entacher la sacralisation du chirurgien, c'est sans aucun doute le développement des techniques chirurgicales mini-invasives, par cœlioscopie ou par voie endoscopique, ainsi que l'assistance technique par la robotisation et l'intelligence artificielle. Dès lors, c'est la technologie qui prend la place du sacré et de « l'extraordinaire prouesse » dans la réalisation d'actes que la seule main, fût-elle guidée par le meilleur des opérateurs, ne pourrait réaliser. Il est, à cet égard, amusant de rappeler que le premier robot chirurgical fut appelé « Zeus » (commercialisé par Computer Motion à la fin des années 1990), aujourd'hui « dépassé » par le « da Vinci® » d'Intuitive Surgical dont les performances sont absolument, oserais-je dire, « diaboliques » ! Par conséquent, user d'outils « magiques » (le « robot » est censé en être un), ruser avec les structures anatomiques, innover avec les règles et les protocoles opératoires, pour exécuter avec précision un geste, une suture, un prélèvement ou une exérèse, relève désormais d'une forme de transgression d'un genre nouveau, engendrant ainsi la renaissance inattendue du métier de chirurgien. Transgresseurs, les chirurgiens possèdent alors certains des traits appartenant aux *tricksters*, aux « fripons divins » tels qu'ils ont été décrits dans la littérature ethnographique et psychanalytique. Figure chaotique et radicalement ambivalente, le fripon est à la fois bon et mauvais, source de désordre et force civilisatrice, briseur de tabous, farceur humiliant parfois lui-même humilié. Médiateur entre l'aspect divin et le monde matériel des humains, lui-même se situant aux frontières de ces deux mondes, il incarne une force duelle et équivoque. Rusé et malin, il dérobe les possessions merveilleuses de ceux qui incarnent le mal et échappe à la mort. Voilà peut-être le portrait du « chirurgien augmenté » !

Cependant, il faut souligner que l'innovation en matière de technique chirurgicale n'est pas la seule raison qui justifie la « dédramatisation » de l'intervention, et quelque part son éloignement de la symbolique de « boucherie » évoquée jusque dans les écrits de Gustave Flaubert (*Dictionnaire des idées reçues*, 1911). L'autre déterminant majeur de cette « rassurance » pour le patient fut l'avènement de l'anesthésie moderne. Bien que le coma artificiel qu'elle provoque donne une petite idée du néant de l'état de mort cérébrale, l'anesthésie permet le confort du patient et celui du chirurgien. À cet égard, l'anesthésie générale est souvent préférée à l'anesthésie locale par les patients, probablement par souci de ne pas « voir ni entendre » ce qui se passe pendant l'intervention. De la simple lidocaïne locale à l'anesthésie générale en passant par la péridurale ou la sédation par le Diprivan® (pour les endoscopies), l'anesthésie est devenue le principal sujet de préoccupation des patients. L'anesthésiste, autrefois considéré comme un personnage de l'ombre, caché derrière le champ opératoire, est devenu au fil des années plus que celui qui endort : c'est surtout celui qui réveille…

Il est évident que la robotisation de la chirurgie couplée à l'IA ainsi qu'aux progrès de l'anesthésie et de la réanimation vont faire naître de nouvelles vocations à mesure qu'elle produira des résultats de plus en plus spectaculaires sur nos corps malades. Il est tout aussi évident que, dans un futur proche, le *gold standard* sera de se faire opérer par un robot. Cette innovation technologique ouvre désormais à l'exploration de territoires corporels qui étaient auparavant exclusivement réservés aux maîtres du bistouri, et ce avec une sécurité inégalée pour le patient. Ce nouveau visage du chirurgien rangera au cimetière des citations la description qu'en faisait Marcel Proust dans son roman *Du côté de chez Swan* :

« L'air allègre, positif, indifférent et brusque [du] chirurgien pressé, ce visage où ne se lit aucune commisération, aucun attendrissement devant la souffrance humaine, aucune crainte de la heurter, et qui est le visage sans douceur, le visage antipathique et sublime de la vraie bonté. »

Hôpital Georges-Pompidou, Paris, juin 2024

Victor, l'interne, m'interpelle par-dessus l'écran de son ordinateur :

— Je peux te parler d'un patient ?

— Je termine des prescriptions et je suis à toi, répondis-je en restant concentré sur ce cockpit d'avion qu'est DxCare, le logiciel DPI (Dossier patient informatisé) usité à l'HEGP.

Je relève un instant la tête et esquisse un sourire comme pour m'excuser de mon indisponibilité immédiate.

Il faut bien avouer que le temps que nous consacrons à la gestion du DPI, aux urgences comme ailleurs du reste, est énorme eu égard au temps que nous passons au lit du patient, ou tout simplement à discuter et « senioriser » les observations des internes ou des externes. Cela tient à mon sens à deux choses : la première est le manque d'ergonomie de ce logiciel dont on nous promet une version améliorée censée fusionner avec son petit-cousin « Orbis » qui est utilisé partout à l'APHP… sauf à Georges-Pompidou. La seconde est liée, comme j'ai pu l'évoquer dans un précédent chapitre, au fait qu'il s'agit d'un système « expert » dans lequel les prescriptions doivent être sélectionnées dans un menu déroulant ouvrant à une infinie quantité d'options et de sous-options. Si bien que, à moins d'être un parfait connaisseur des antres de ce labyrinthe informatique, la moindre entrée médicale prend du temps. Mais encore une fois, l'avantage indéniable de ces systèmes informatisés réside dans l'accessibilité aux données médicales du patient, et dans la vitesse de transmission des prescriptions et des résultats des examens.

— Alors, de quoi s'agit-il ? fis-je en cliquant sur ma dernière fenêtre.

— C'est un homme de 35 ans qui vient pour une douleur abdominale depuis 3 jours, avec une fièvre à 38,5 °C, des frissons, des nausées, un arrêt des matières et des gaz depuis ce matin. Pas d'antécédents particuliers en dehors d'une fracture de l'avant-bras gauche en 2018, et un terrain allergique avec de l'eczéma. Non appendicectomisé.

— Tu as quoi à l'examen ?

— À l'examen on retrouve un abdomen douloureux, surtout dans la fosse iliaque droite, avec une défense très nette à droite. Il n'y a pas de signes urinaires et le toucher rectal est douloureux. Le reste de l'examen est normal.

— Hémodynamiquement il est comment ?

— Stable, il n'est pas marbré, sa tension est bonne…

— Bon, je vais aller mettre une main sur son ventre…

Même si j'ai souvent une totale confiance dans le sérieux avec lequel les internes examinent les patients, j'aime bien me faire ma propre idée de la situation clinique avant toute prescription. Et puis c'est notre rôle que de contrôler le travail des internes. En l'occurrence, le patient avait en effet ce que l'on peut appeler « un ventre de bois », c'est-à-dire que la palpation révélait un abdomen douloureux et non dépressible. L'évocation d'une péritonite aiguë s'imposait.

— Tu as prévu quoi ?

— Bilan biologique, hémocultures, ECBU, ECG, et scanner abdominal.

— Parfait, tu peux rajouter le groupe sanguin au cas où ça se termine au bloc.

Le patient fut emmené assez rapidement au scanner.

Le scanner est aujourd'hui à la clinique ce que le GPS est à l'automobile : une option qui n'en est plus une. Avec l'IRM, la tomodensitométrie (le nom savant du scanner) est le moyen radiologique de référence qui permet de détecter des anomalies qui se tapissent au tréfonds de nos organes, fussent-elles de quelques millimètres. Bien que sûrs et non invasifs, il faut bien admettre que l'un et l'autre ont en commun d'être un peu « claustrophobisant », avec en plus, pour l'IRM, un bruit très désagréable que les casques ont du mal à atténuer. Et puis il y a toujours quelque chose de stressant à se faire découper en tranche, même virtuellement ! Si bien que beaucoup de patients redoutent un peu leur passage dans ce « tunnel blanc ».

Le résultat du scanner confirma le diagnostic que nous pouvions aisément évoquer cliniquement : le patient faisait un début de péritonite sur un gros abcès appendiculaire qui devait couver depuis quelques jours. Nous appelâmes les chirurgiens considérant que l'indication opératoire s'imposait rapidement.

— Vous avez mangé quand pour la dernière fois, Monsieur D. ? demandais-je au patient après lui avoir expliqué le résultat de ses examens et la conduite à tenir.

— Je n'ai rien avalé depuis hier soir, répondit-il en faisant une grimace

— On va vous laisser à jeun. Le chirurgien va passer vous voir.

— Je vais être opéré quand ? demanda-t-il.

— Je pense dans la soirée. Ils vont vous dire cela.

Ce malade fut effectivement admis au bloc opératoire en urgence. L'intervention se déroula sans encombre, l'exérèse de l'abcès et le lavage péritonéal eurent raison de cette infection appendiculaire qui peut s'avérer grave si les choses ne sont pas prises à temps.

Il n'y a, en fin de compte, pas autant d'urgences chirurgicales qu'on pourrait l'imaginer. En dehors de la traumatologie et de quelques situations infectieuses ou obstructives, l'acte chirurgical toute affaire cessante n'est pas le « commun » des services d'urgences. Cela tient à deux éléments qui ont considérablement évolué au cours de ces dernières décennies. Le premier, est c'est heureux, est que nous dépistons beaucoup de pathologies en amont de leurs complications « chirurgicales », si bien que le travail des chirurgiens est aujourd'hui beaucoup plus programmé qu'autrefois. Le second est que beaucoup d'actes qui relevaient autrefois d'une chirurgie à ciel ouvert et d'une hospitalisation sont désormais supplantés par des actes chirurgicaux peu invasifs (par cœlioscopie) faits en ambulatoire, ou par des interventions endoscopiques ou endovasculaires ne nécessitant plus d'abord direct. Par conséquent, bon nombre de situations critiques que nous vivons aux urgences sont aujourd'hui résolues grâce à la miniaturisation des outils chirurgicaux et à l'utilisation du laser.

Ce n'est évidemment pas le cas en traumatologie. Que ce soit lors des accidents de la voie publique ou, hélas de plus en plus, en cas de blessures par armes blanches ou armes à feu, la chirurgie d'urgence, voire de « super-urgence » guide l'ensemble de la prise en charge, y compris réanimatoire.

En fin de compte, tout se passe comme si la miniaturisation des interventions ainsi que l'aide opératoire par la robotisation et l'IA avaient renvoyé l'image du « chirurgien sauveur », fendant le corps de son bistouri affûté, aux phantasmes de la médecine du XIXe siècle. L'habileté du chirurgien reste, si je puis dire, entre ses mains, mais elle est jugée à l'aune de sa capacité à user des technologies les plus récentes, de sa pertinence à poser les bonnes indications opératoires, et à garantir des suites opératoires simples et des cicatrices les plus fines possible. À cet égard, il est amusant de constater que les chirurgiens, dans leur approche au diagnostic, se sont considérablement « médicalisés ». Ils ont recours sans aucune hésitation à toutes les investigations possibles et imaginables en amont de l'établissement d'une indication opératoire, en tous les cas, beaucoup plus que par le passé. Sans doute est-ce dû en grande partie aux progrès de l'imagerie médicale, mais pas seulement. Les progrès technologiques, les incroyables innovations dans les matériaux prothétiques, et la diversité des outils opératoires de précision ont diversifié les techniques chirurgicales, offrant à chaque situation une ou plusieurs alternatives. C'est pourquoi le choix de la technique chirurgicale repose de plus en plus sur une approche diagnostique précise et spécifique à chaque patient. En ce sens, la chirurgie se « médicalise », y compris dans la recherche et les essais cliniques qui sont proposés, par exemple en chirurgie oncologique.

En revanche, la chirurgie courante, celle à laquelle nous avons parfois recours dans les services d'urgence, reste assez standard, à la fois dans ses indications et dans ses modalités opératoires. Si le recours à la cœlioscopie en chirurgie viscérale, est devenu la voie d'abord privilégiée à chaque fois que cela est possible, une occlusion sur bride, un abcès intrapéritonéal, une fracture de hanche ou du coude, ou tout simplement une plaie profonde ne souffrent pas de longues discussions sur la conduite à tenir. Si bien qu'aux urgences, le flux de ces patients est assez simple dès lors que le bilan opératoire est fait, et surtout que le bloc, le chirurgien et l'anesthésiste sont disponibles ou qu'il y a un lit vacant pour l'hospitalisation. On en revient toujours à la même chose, la qualité de la prise en charge des patients, y compris dans les situations chirurgicales, est avant tout une question de logistique et de moyens !

En ce qui concerne la gestion des flux, il y a, de mon point de vue, quelques marges de progression. Elles sont de deux ordres.

Tout d'abord, l'intelligence artificielle devrait, d'une façon générale, se mettre au service de la logistique des hôpitaux, afin d'optimiser les placements des patients, leurs éventuels hébergements en cas de saturation des services, ou même, pour la chirurgie, dans la déprogrammation d'interventions non urgentes pour faire de la place à une situation critique. Cela éviterait sans doute aux « cadres hospitaliers » de passer des heures carrées au téléphone à négocier des lits, et quand je dis « négocier », le mot est juste…

Ensuite, ainsi que je l'ai déjà évoqué, on peut se demander si l'hyperspécialisation de certains services ne nuit pas à la fluidité de la prise en charge des pathologies les plus courantes. De ce point de vue, le privé qui a un souci de rentabilité un peu plus aigu que le public ne s'est pas laissé tenter par cette « mode », à quelques exceptions près, notamment dans les domaines de la cardiologie ou de la chirurgie oncologique. C'est ainsi que beaucoup de « petites chirurgies » ou de chirurgies conventionnelles se font de plus en plus en clinique plutôt qu'à l'hôpital. Or, la qualité de ces actes, pourtant simples, et la simplicité des suites opératoires dépendent beaucoup de l'expérience de l'opérateur à la pratique de ces gestes. Si bien que, pour une simple cure de hernie inguinale, il vaudra mieux privilégier une clinique où le chirurgien en fait une centaine par an, plutôt qu'un professeur à l'hôpital qui n'en a pas fait depuis dix ans. Je caricature un peu, mais la réalité n'est pas si loin de ce trait un peu épais. Par conséquent, ma crainte est qu'il se crée progressivement un schisme entre l'hypertechnicité de certains plateaux hospitaliers et le nécessaire recours à des actes simples de chirurgie conventionnelle auxquels les plus jeunes seront mal formés ou sous-exposés.

En tous les cas, la nécessaire réforme hospitalière que j'appelle de mes vœux devra prendre en compte ce paramètre, et bien d'autres, dans la rénovation de notre système de soins.

10 — Bobos de bobos

« Chaque cycliste, même débutant, sait qu'à un moment ou un autre de sa vie, il aura rendez-vous avec une portière de voiture »

Paul Fournel, *Besoin de vélo*, Seuil, 2019

Imaginez une matinée douce et ensoleillée à Paris, la Ville Lumière qui s'éveille doucement. On enfourche son vélo, le cœur léger, prêt à explorer ses ruelles pavées et ses avenues emblématiques. Le chant des oiseaux accompagne le départ, tandis que le parfum subtil du pain frais et des croissants chauds flotte dans l'air d'une boulangerie du quartier. C'est une belle journée. Un de ces dimanches matin où l'espace nous est offert, libéré de la circulation polluante des automobiles.

Alors, on part à l'aventure, au hasard des rues, en profitant si possible d'une de ces innombrables pistes cyclables qui ont fait la gloire d'Anne Hidalgo. On s'invite sur les berges de la Seine pour gagner le centre de la capitale. On prendra un petit café dans le Quartier latin… On pédale lentement le long du fleuve, dont les eaux miroitantes reflètent les façades écrues des bâtiments emblématiques de la ville. On passe sous le pont de Grenelle en saluant la statue de la Liberté, modèle réduit du symbole new-yorkais dont la flamme pointe vers la lune pâle qui s'efface peu à peu à la lumière du jour. La brise caresse le visage, on passe une vitesse pour aller un peu plus vite. Le petit frottement du patin qui freine et frotte en ronronnant contre la roue rassure à chaque virage. Sur la piste qui longe la Seine, on croise toute sorte d'adeptes du deux-roues décarboné : le sportif sur son vélo de course, revêtu de cette hideuse combinaison moulante, jaune fluo, et inutilement siglée de sponsors du Tour de France. Le livreur Deliveroo, debout sur les pédales de son VTT sur lequel est attaché de guingois son gros sac isotherme bleu. Ce petit monsieur très élégant, mèche blanche flottant au vent, pantalon beige et mocassins marron, droit comme un « i » sur son vélo vintage dont le porte-bagage trimballe une serviette en cuir recelant les mystères de la journée qu'il s'apprête à passer. Madame Bobo, trimballant sa progéniture à vélo cargo, casque solidement fixé sur les trois têtes, panier fixé au guidon laissant entrevoir la perspective de quelques courses pour le repas de famille, dont la nature végétale ne fait que peu de doute. Bio cela va de soi ! Un jeune, adepte de la trottinette électrique, double tout ce petit monde en faisant des slaloms et en chantonnant une chanson de Coldplay que l'on devine jouée dans les écouteurs vissés à ses oreilles. Une voiture fait un écart en klaxonnant, réveillant de cette « corne de rue » la guerre entre cyclistes et automobilistes. Arrivé avenue Kennedy, un feu rouge stoppe la procession. Si la plupart des vélocipédistes semblent respecter le Code de la route, il en est toujours un ou deux qui se contrefichent de la signalisation et grillent sans vergogne le signal d'arrêt non sans ajouter au passage un coup de sonnette. Il ne faut que quelques minutes pour gagner le centre de Paris, et entamer ainsi une promenade dans l'insolite. On se transforme en touriste, on regarde ici et là en s'étonnant de ne pas être fichu de mettre un nom sur ce monument que l'on a pourtant vu de nombreuses fois. Alors on s'arrête pour interroger son smartphone ou compulser le petit guide que l'on a secrètement mis dans son sac à dos. « Ah oui ! » fait-on machinalement feignant de se souvenir : « C'est la tour Jean-sans-Peur ! » Puis on lit en accompagnant les phrases du bout des lèvres :

« La tour Jean-sans-Peur est un rare exemple d'architecture féodale à Paris. Elle est la conséquence de l'assassinat de Louis d'Orléans, frère du roi, le 24 novembre 1407, ordonné par le duc de Bourgogne Jean-sans-Peur, qui provoqua ainsi une guerre civile entre Armagnacs et Bourguignons. Redoutant une vengeance, Jean-sans-Peur fit construire dans son hôtel d'Artois cette tour fortifiée de 23 mètres… »

On lève la tête machinalement comme pour vérifier la hauteur. On descend du vélo et, poussant la machine les mains sur le guidon, on s'avance à pas mesurés, comme pour ne pas déranger les gardes tapis dans les chambres de sûreté nichées en haut de la tour. Devant le tympan de la porte d'entrée, on observe, on s'étonne, on cherche ce détail que d'autres n'ont pas vu, et l'on s'arrête sur l'un d'entre eux : les armes de l'illustre Bourguignon — un niveau croisé d'un fil à plomb — en y voyant évidemment à tort un de ces symboles maçonniques dont beaucoup de bâtiments de l'époque sont pourvus. On peut visiter l'intérieur du bâtiment. Mais on renonce. La flemme de garer le vélo ! Alors on remonte en selle à la recherche d'une autre intrigue dans cet immense cabinet de curiosité qu'est Paris. On roule tranquillement vers le Pont-Neuf. On traversera là-bas, une voie y est réservée aux piétons et aux cyclistes… Pensée libertaire écologiste que l'on fait sienne en oubliant que, pas plus tard qu'hier, alors qu'on circulait en voiture, on la trouvait plutôt liberticide en pestant contre les Khmers verts de la mairie de Paris. Étrange contradiction dont seul le Parisien est doté, que de s'improviser tantôt protecteur de la planète et farouche partisan de la décarbonation, tantôt négationniste du réchauffement climatique et partisan du rétablissement de la circulation automobile des voies sur berges… Pour l'heure, on est à vélo et on hume à pleins poumons l'air de la capitale que l'on croit naïvement plus pur dès lors qu'on pédale ou que l'on court. Traverser l'île Saint-Louis, c'est changer de rive. Rive droite, rive gauche. On remonte le temps en quittant le domaine des rois, le Louvre, le Palais-Royal, les Tuileries, pour s'engouffrer dans le Lutèce des Romains, dans le domaine des Hurepoix, vers « l'Outre-Petit-Pont », comme le nommaient les révolutionnaires. On jette au passage un coup d'œil sur Notre-Dame. Les échafaudages sont presque tous démontés. La flèche de Viollet-le-Duc pointe à nouveau au-dessus des toits en plomb. L'emblème gothique de Paris a retrouvé tout son éclat après le terrible incendie du 15 avril 2019. On s'émerveille de l'exploit de ces centaines de compagnons, d'artisans qui, en moins de 6 ans, ont réussi cet incroyable défi d'une reconstruction à l'identique pour faire de ce joyau une cathédrale encore plus belle qu'avant. Alors, même si l'on s'était empressé de la visiter dès lors qu'elle fut réouverte au public, on est tenté. Tenté d'y retourner encore une fois. Contempler à nouveau du parvis les deux tours carrées dressées vers le ciel, séparées de cette immense rosace, sorte d'iris multicolore qui semble guetter l'entrée des pénitents. Franchir l'imposant portail du Jugement dernier et pénétrer à pas feutrés dans l'abside jusqu'à la nef principale. Le murmure et les pas des touristes ne semblent pas perturber l'empreinte spirituelle du chœur de la cathédrale. Il y a un silence dans Notre-Dame. Un silence qui résiste même au tumulte de la foule. On se laisse guider par les formes éblouissantes du transept, des arcades, des tribunes hautes, de vitraux, et des 29 chapelles latérales. On ne cherche pas dans Notre-Dame, on découvre. On découvre l'archange Michel utilisant une balance pour peser les péchés et les vertus, flanqué de deux démons tentant de faire pencher le plateau de leur côté. On contemple la statue de la Vierge sans enfant au trumeau du portail. On s'attarde sur le *Miracle de Théophile*, on lève la tête pour admirer la clé de voûte centrale, on se retourne pour s'extasier devant les tuyaux d'orgue qui ont retrouvé tout leur éclat. On espère un morceau de musique. On est heureux de revoir Notre-Dame. La journée entière ne suffirait pas à dénicher tous les mystères des compagnons bâtisseurs. Alors on se dit qu'on reviendra. Une prochaine fois. Une autre balade à vélo, un matin tôt, pour profiter de Paris libéré de ses embouteillages. Dehors, le soleil déjà haut nous éblouit de ces rayons. On cligne des yeux pour s'adapter à ce passage quasi initiatique de l'ombre à la lumière. On défait le cadenas qui retient la précieuse bicyclette à l'un de ces nombreux arceaux qui ont préempté les places de parkings autrefois livrées à la gloire des autos. On jette un coup d'œil à la montre : 9 heures. Il est temps de trouver une petite terrasse, un troquet dans le Quartier latin où, mi-feuillu, mi-soleil, on pourra prendre un premier café-crème. Et pourquoi pas un croissant ?

J'aime bien le vélo. D'abord c'est excellent pour la santé, cela permet un bon cardio-training à presque tout âge en musclant les cuisses et les mollets, le tout sans bousiller ses articulations. C'est à la fois un sport et un moyen de locomotion. De ce point de vue, je comprends que les grandes villes, dont Paris, réservent à la petite reine une place de plus en plus importante de l'espace public. Pour autant, dès lors qu'on en fait un moyen de locomotion privilégié, voire une idéologie écologique, inévitablement, quelques bons arguments vont en limiter l'usage. Le premier c'est quand même l'âge, ou plutôt la mobilité. Les dictateurs du vélo ont en général l'âge, un métier, une vie, et la santé qui leur permettent de traverser la capitale qu'il vente ou qu'il pleuve, juché sur l'objet de leur désir. Il est évident que le grand âge est plus à risque dans cet exercice si tant est qu'il puisse même y arriver ! Et comme la plupart des stations de métro, du moins à Paris, ne sont pas munies d'escalator, et que les voitures ne peuvent plus stationner nulle part, les vieux sont priés de rester chez eux. Le deuxième est la météo. Quand il fait très chaud, réchauffement climatique oblige, ce n'est pas recommandé de pratiquer du sport en plein air, nonobstant que cela vous ferait arriver au bureau en nage. Et quand il pleut des cordes, à moins d'être maso… Le troisième et dernier inconvénient, et c'est celui qui fera la transition avec l'histoire qui va suivre, c'est la sécurité précaire du cycliste, en particulier dans un espace de cohabitation forcée avec des automobilistes avançant au ralenti, et par conséquent, passablement énervés. Accélération brutale, freinage tardif, feu rouge grillé, trottoir, virage sans clignotant, dépassement intempestif, ouverture d'une portière ou nid-de-poule dans la chaussée, les dangers ne manquent pas. Le vélo, c'est bien, mais c'est dangereux, surtout en ville. Ce constat, auquel tout un chacun adhère, même les plus convaincus du bienfait du pédalier, n'empêche pas les uns ou les autres de rouler sans casque, et surtout, de trimballer leur progéniture de 3 ou 4 ans dans des nacelles cargo, nichées à l'avant, à hauteur d'un parechoc, avec comme seule protection un arceau garni de tissu. Je veux bien qu'on ait un penchant pour le respect de la planète, mais de là à jouer la vie de ses enfants à la roulette « hidalgienne »…

Ainsi, même si l'accident de vélo que je vais vous relater ne s'est soldé que par un « bobo de bobo », il illustre bien le danger auquel s'expose tout cycliste parisien, y compris sur une piste cyclable…

Hôpital Georges-Pompidou, Paris, juin 2024

Une fois n'est pas coutume, je suis « au court », c'est-à-dire à la réception des petites urgences, disons les bobos du quotidien dont la petite traumatologie fait partie. Le flux y est dense, mais les délais d'attente relativement plus courts (d'où le nom sans doute !) du fait de la rapidité de prise en charge de ces pathologies qui, en règle générale, nécessitent peu d'investigations biologiques et tout au plus une radiologie standard. Pour être franc, ce n'est pas ce qu'il y a de plus passionnant médicalement parlant, mais ce circuit a le mérite de délester considérablement le « long » de toutes ces consultations semi-urgentes.

— Madame Valérie S. ! dis-je en donnant de la voix dans la grande salle d'attente.

Une jeune femme aux longs cheveux bruns se lève avec peine de sa chaise, aidée par ce que je présume être son compagnon ou son frère.

— Bougez pas ! on va vous amener un fauteuil roulant, fis-je en constatant un bel « œuf de pigeon » au niveau de sa cheville.

La jeune femme approuva de la tête en gémissant.

— Alors, que vous est-il arrivé ? lui demandais-je tout en l'aidant à s'installer sur le lit d'examen.

— Ben je suis tombé de vélo… fit-elle en regardant sa cheville.

— Comment est-ce arrivé ? insistais-je afin de me faire une idée plus précise de mécanisme de la chute et d'éventuels autres points d'impact.

— C'est en voulant monter sur un trottoir, j'ai perdu l'équilibre et je me suis tordu la cheville en tombant.

— Vous avez tapé ailleurs ?

— Sur les fesses, et à la tête, derrière…

— Vous aviez un casque ? demandais-je en jetant un coup d'œil sur le crâne

— Non…

— Et pourquoi diable êtes-vous monté sur le trottoir sans descendre de votre vélo ?

— Pour éviter un feu rouge ! répondit son ami qui voyait bien l'embarras de la jeune fille.

— Bon, et d'un, vous n'avez pas de casque, et de deux vous utilisez les trottoirs pour passer les feux rouges, bravo mademoiselle ! lui dis-je en commençant à examiner sa cheville.

La cheville de cette jeune cycliste était gonflée sur sa partie externe. Il s'agissait visiblement d'une entorse du ligament latéral externe avec une probabilité faible de lésion osseuse au vu de l'examen clinique. Par sécurité, on pratique une radio de la cheville de face et de profil pour s'assurer de l'absence d'arrachement osseux au point d'insertion du ligament, ce qui, du reste, n'est pas toujours facile à lire sur la radio, même avec un œil averti. Le reste de l'examen ne montrait rien d'inquiétant. J'expliquai à l'accidentée ce qu'on allait lui faire en plaisantant un peu sur son numéro de cascadeuse qui, visiblement, n'est pas au point.

— On fait d'abord une radio de votre cheville. Ensuite on vous posera une botte d'immobilisation pour 4 semaines s'il n'y a pas d'arrachement osseux. A priori je ne pense pas. En attendant, on va vous mettre de la glace. À tout à l'heure !

— Je pourrais marcher avec ? demanda-t-elle inquiète.

— Au début, non. Vous aurez besoin de béquilles. Vous faites quoi comme métier ?

— Je fais archi… je suis étudiante.

Ça claque « archi » ! Ça fait très rive gauche… pensai-je un peu taquin.

— Bon, vous pourrez toujours aller en cours avec des béquilles. Pour le vélo, il faudra attendre 6 semaines.

— Ouais, ben avec des béquilles, le métro ce n'est pas pratique… râla-t-elle.

— Je vous le concède ! approuvais-je avec une petite pensée pour la maire de Paris qui considère sa ville comme le royaume de la mobilité douce… chez les valides cela va de soi.

Puis j'ajoutai :

— Allez, vous vous en tirez bien. Vous êtes tombée quasiment à l'arrêt. La prochaine fois, mettez un casque. Pour le coup un trauma crânien pourrait être autrement plus grave.

La radiographie ne montra rien d'ennuyeux. Il n'y avait pas de lésion osseuse. Il s'agissait d'une entorse bénigne. En 3-4 semaines le ligament serait cicatrisé. Je l'invitai à respecter scrupuleusement la mise au repos de sa cheville pendant les 15 premiers jours, c'est-à-dire sans appuis, à continuer à mettre de la glace pendant encore 24-48 heures, bon vieux remède de grand-mère, mais bigrement efficace. Un peu de paracétamol ce soir en cas de besoin. Tout en lui remettant son ordonnance, je lui posais une dernière question :

— Vous pratiquez un sport ?

— Oui ! je cours un peu et je fais du tennis.

— Ah ? vous jouez dans quel club ?

— À Levallois.

— Bien. Dans ce cas, je vous conseille de faire un peu de rééducation avec un kiné. Je vous ai prescrit 5 séances pour qu'il puisse vous donner quelques consignes afin de bien rééduquer votre cheville. C'est important. Il y a toujours un risque plus élevé de récidive chez les sportifs lorsque les ligaments sont à nouveau sollicités.

— Merci Docteur !

Chose qu'on ne voyait pas à ce point il y a à peine dix ans, les accidents de vélos dans Paris sont devenus monnaie courante, et constituent désormais une part significative des accidents de la voie publique justifiant une admission aux urgences. En 2023, ce n'est pas moins de 1 026 cas d'accidents impliquant un vélo qui ont été recensés dans la capitale. La nature des traumatismes est assez constante avec au premier chef, bien évidemment, les traumas crâniens, parfois avec perte de connaissance (malgré le casque), et surtout des impacts au niveau des chevilles, des genoux, des jambes, des mains et du dos. Dans la plupart des cas le cycliste est victime d'un choc avec un véhicule motorisé qu'il n'a pas vu, ou que le conducteur n'a pas vu… Mais il n'est pas rare, comme ce fut le cas pour Valérie, qu'après un interrogatoire amical et bienveillant, on s'aperçoive de l'imprudence du cycliste comme seule explication à la chute. De ce point de vue, on ne peut que se féliciter de l'aménagement de la chaussée avec des pistes cyclables. Mais la dictature du « tout-vélo » a poussé parfois les urbanistes à décider de quelques incongruités routières. Ainsi en est-il par exemple des pistes cyclables qui partagent le trottoir avec les piétons comme c'est le cas le long de la Seine avant la Concorde. Ou encore de ces pistes enchâssées entre la voie automobile à gauche et la voie de bus à droite, véritable trompe-la-mort quand il s'agit de tourner pour prendre une petite rue située à droite de l'artère. Et que dire de ces marquages au sol qui autorisent les vélos à remonter un sens interdit dans des rues étroites, au risque de heurter une voiture qui arrive en sens inverse, le bon celui-ci. À ces dangers structurels, il faut ajouter bien évidemment les imprudences commises par les automobilistes, mais aussi celles commises par les cyclistes eux-mêmes, dont bon nombre ignorent sciemment les règles les plus élémentaires du Code de la route, à commencer par l'obligation de s'arrêter au feu rouge. De surcroît, avec le développement du vélo électrique, un certain nombre d'engins, dont les fameux « fatbikes », circulent débridés et peuvent atteindre des vitesses avoisinant les 65 km/h. Si bien que l'espace « deux-roues non motorisés », qui se voulait être un modèle de sécurité, ne l'est pas vraiment à en juger le nombre croissant d'accidentés depuis 2019, sans parler des piétons qui sont heurtés par les vélos.

Ainsi, le vélo, dont on ne peut encore une fois que saluer les vertus tant du point de vue de la santé que du point de vue écologique, s'avère être, in fine, un moyen de transport plus dangereux que la voiture, du moins en ville. À cet égard, il me semble nécessaire de rappeler quelques consignes de sécurité à tous les bobos et autres adeptes du vélo, qui comme moi, n'ont aucune envie de finir aux urgences. D'abord, le casque, a fortiori si vous êtes sous anticoagulants. Ensuite, si vous conduisez vos enfants à l'école à vélo-cargo, n'utilisez vraiment que les pistes cyclables et respectez la signalisation. Faites-le au moins pour les petits. Quant aux processions familiales avec monsieur devant, les bouts de chou derrière, et madame en queue de peloton, cela ne me semble pas raisonnable sur la voie publique. Enfin, ne pas croire que la sensation de liberté que procure la petite reine dans la cité vous met à l'abri des conséquences néfastes d'un excès de confiance.

Cela étant, rien n'est plus agréable qu'une promenade à vélo, un dimanche matin inondé de soleil…

C'est un petit café comme on les aime tant, coincé entre la rue Mazarine et la rue Dauphine, dans une de ces petites ruelles du Quartier latin, une de ces rues qui ne dort jamais. Un café où l'on aime à se poser avant d'aller faire le marché. On a mis le vélo sur la béquille, juste là, en face, pour garder un œil dessus. Alors on s'installe à la terrasse, on allonge un peu les jambes de chaque côté du trépied en fonte, comme pour mieux parachever le dérouillage de ce corps encore engourdi par une longue nuit de sommeil. Juste à côté, le frou-frou du balai que tient le garçon de salle, qui pousse dans le caniveau les quelques vestiges d'une nuit un peu agitée. C'est un bar typiquement parisien au comptoir en bois sombre, dont la patine se reflète sur la brillance d'un zinc sans cesse astiqué. C'est le patron qui vous reconnaît vous salue comme un ami, s'inquiétant de votre humeur du jour et du temps qu'il va faire aujourd'hui. C'est la table ronde avec son marbre blanc et ses chaises en bois qui font toujours ce même grondement de protestation quand on les tire pour s'asseoir en commandant un petit crème, avec le croissant, puisque c'est dimanche. C'est cette mousse écrue qui flotte à ras de la tasse, et que l'on prend malicieusement avec la petite cuiller pour en goûter l'écume. C'est ce petit morceau de sucre enveloppé dans un papier bleu que l'on repousse du bout du doigt, considérant une fois de plus qu'il serait criminel de mettre du sucre dans le café, aussi amer soit-il.

Alors on ferme les yeux en se refaisant le film de ce parcours à bicyclette dans Paris. Aucun détail ne nous échappe. Aucun, sauf un. Je réalise tout à coup que je suis parti sans casque…

11 — Un signe clinique ascendant cancer

« Il y a si longtemps maintenant que j'attends mon cancer, je ne vais quand même pas partir sans lui. »
Pierre Desproges

D'après les dernières données de l'INCA (Institut national du cancer) on estime à 433 136 le nombre de nouveaux cas de cancers diagnostiqués en 2023 en France métropolitaine (245 610 hommes et 187 526 femmes). Les taux d'incidence sont ainsi calculés : 354,9 pour 100 000 hommes et 274,0 pour 100 000 femmes. L'âge médian au diagnostic est de 70 ans chez l'homme et de 68 ans chez la femme. Chez l'homme, le cancer de la prostate reste de loin le plus fréquent : 59 885 nouveaux cas –1,1 % d'évolution du taux d'incidence entre 2010 et 2023), devant le cancer du poumon (33 438 cas –0,5 %) et le cancer colorectal, 26 212 cas –0,5 %). Chez la femme, le cancer du sein se situe en tête (61 214 cas, +0,3 % d'évolution du taux d'incidence entre 2010 et 2023), devant le cancer colorectal (21 370 cas, +0,4 %) et le cancer du poumon (19 339 cas, +4,3 %). Il est intéressant de noter que les dernières statistiques décrivent une situation plutôt encourageante chez les hommes, avec une diminution de l'incidence ou une stabilité pour les cancers les plus fréquents alors que dans le même temps, chez les femmes, deux cancers en particulier sont en augmentation : le cancer du poumon et le cancer du pancréas. Enfin, les deux cancers dont le taux d'incidence a le plus augmenté entre 1990 et 2023 sont le mélanome cutané chez les hommes (+3,5 %) et le cancer du poumon chez les femmes (+5 %).

Bien que les progrès de la médecine sur ces 50 dernières années aient considérablement amélioré l'espérance de vie à 5 et 10 ans des cancers les plus fréquents, les cancers restent une des principales causes de mortalité dans les pays de l'OCDE. Ainsi, en 2021, le nombre de décès par cancer en France était de 162 400 : 90 900 chez l'homme et 71 500 chez la femme (contre 89 600 hommes et 67 800 femmes en 2018). Les taux de mortalité estimés sont ainsi de 111,9 pour 100 000 hommes et 69,3 pour 100 000 femmes. L'âge médian au décès était de 73 ans chez l'homme et de 75 ans chez la femme. En termes de mortalité, le cancer du poumon se situe au premier rang chez l'homme (20 500 décès, soit 23 % du total), devant le cancer de la prostate (9 200 décès) et le cancer colorectal (9 000 décès). Chez la femme, le cancer du sein reste, malgré le dépistage précoce et le bon pronostic de la plupart d'entre eux, la première cause de décès par cancer (12 600 décès, soit 18 %), devant le cancer du poumon (9 900 décès) et le cancer colorectal (8 000 décès). Entre 2011 et 2021, le taux de mortalité standardisé (TSM) a diminué de 2,1 % par an chez les hommes et de 0,6 % par an chez les femmes. La diminution globale de la mortalité est indéniablement le résultat d'une politique de prévention plus agressive (lutte contre le tabac et l'alcool), de diagnostics plus précoces et d'avancées thérapeutiques importantes.

Chez les enfants et les adolescents, le cancer touche en France, chaque année, en moyenne, 2 200 nouvelles personnes (1 817 chez les moins de 15 ans et 443 chez les adolescents de 15 à 17 ans en 2023). Ce chiffre s'élève à

35 000 à l'échelon européen. La survie à 5 ans des enfants et adolescents atteints de ces cancers s'est améliorée de manière très significative ces dernières décennies et dépasse aujourd'hui 80 %, même s'ils restent chez eux, hélas, la première cause de décès par maladie en France et en Europe (environ 500 décès par an en France). Ce qu'il est important de savoir, c'est qu'un enfant sur 440 sera atteint d'un cancer avant ses 15 ans. Sur la période 2014-2020, le Registre national des cancers de l'enfant (RNCE) a recensé 12 719 cas de cancers chez les enfants de 0 à 14 ans en France. À cet égard, la lutte contre les cancers de l'enfant doit rester une priorité absolue, tant l'injustice que cette maladie procure chez les jeunes est grande. Chez les enfants de 0 à 14 ans diagnostiqués entre 2000 et 2016, le taux de survie un an après le diagnostic est estimé à 92 % et le taux de survie à 5 ans, à 83 %. Les principales localisations cancéreuses sont les leucémies (28 % des cas, dont 80 % de leucémies aiguës lymphoblastiques), les tumeurs du système nerveux central (SNC : 26 %) et les lymphomes (10 %). Chez les 15-17 ans, les principales localisations sont les lymphomes (29 % des cas, dont 85 % de maladies de Hodgkin), les tumeurs du système nerveux central (SNC : 17 %) et les leucémies (15 %, dont 53 % de leucémies aiguës lymphoblastiques). Sur la période 2014-2020, 2 215 cas de cancers ont été enregistrés chez les 15-17 ans en France. Le taux de survie des 15 à 17 ans diagnostiqués depuis quelques années reste stable : 94 % à un an et 82 % à cinq ans. (Données issues de l'ITCC 2023)

Si je prends le temps de rappeler ces chiffres en ouverture de ce chapitre, c'est pour que chacun ait conscience du fléau que représente le cancer malgré les progrès considérables qui sont réalisés, tant pour les dépister que pour les traiter. Et c'est là un des grands paradoxes de notre époque : l'innovation thérapeutique en cancérologie n'a jamais été aussi importante qu'au cours de ces 10 dernières années (plus de 250 nouvelles molécules, dont 30 dans le cancer du poumon), l'imagerie permet aujourd'hui la détection de tumeurs de quelques millimètres, et pourtant, l'incidence de nombreux cancers est toujours en croissance, et leur mortalité encore élevée. L'explication de ce paradoxe repose sur des facteurs multiples et complexes. Essayons de faire simple. Tout d'abord, il faut savoir que nous ne sommes pas égaux face au risque de cancer, et nous ne le sommes pas plus sur la nature ou la sévérité du cancer lorsque celui-ci survient. Ce qui nous met plus ou moins à risque de survenue de cancer, ce sont ce que l'on appelle en épidémiologie « des déterminants de santé ». Certains sont inhérents à notre corps, nos pathologies, nos antécédents personnels ou familiaux, notre génétique, ce sont des déterminants médicaux. D'autres sont indépendants, extérieurs à nous-mêmes, d'ordre environnemental (exposition à des pesticides, à la pollution…), social (niveau de vie, géographique), ou comportemental (alimentation, tabac, alcool, drogues…). Les déterminants non médicaux, on ne le sait pas assez, pèsent pour près des 2/3 sur les facteurs de risques de cancers. C'est la raison pour laquelle on parle de cancers « évitables » et de cancers « non évitables ». Les premiers sont considérés comme essentiellement secondaires à l'exposition à des facteurs de risques environnementaux ou comportementaux (le tabac par exemple pour le cancer du poumon et de la vessie), alors que les seconds ont une incidence également répartie entre des facteurs de risques non médicaux et des facteurs de risques médicaux (antécédents familiaux par exemple pour le cancer du côlon). Ainsi peut-on considérer, de façon probabiliste, que quelqu'un qui n'a jamais fumé et qui n'a pas été exposé dans l'enfance au tabagisme passif, à une chance très faible de faire un adénocarcinome bronchique. De la même façon, une personne n'ayant dans sa famille aucun antécédent de cancer colique, modulo une alimentation saine et une consommation d'alcool raisonnable peut être considérée comme « à faible risque ». Le problème, vous l'avez bien compris, c'est que certains déterminants de santé positifs peuvent être anéantis par des déterminants de santé négatifs bien plus « puissants ». Ainsi, une femme porteuse de la mutation héréditaire BRCA1 ou BRCA2 aura jusqu'à plus de 80 % le risque d'être atteinte un jour d'un cancer du sein, même si elle mène par ailleurs une vie exemplaire du point de vue des déterminants de santé non médicaux. De la même façon, quand bien même il n'y aurait aucun antécédent de cancer dans la famille sur 3 générations, une personne en surpoids qui fume un paquet par jour pendant 30 ans sera à très haut risque de cancer de la vessie après 50 ans. Par conséquent, compte tenu de la génétique, compte tenu de l'exposition croissante à des polluants, à certains additifs (dont nous ne connaissons pas pour tous la réelle toxicité), de nos comportements addictifs, compte tenu de l'inégalité sociale en matière de stress professionnel, d'alimentation, d'éducation, et, dernier facteur et pas des moindres, compte tenu du vieillissement de la population, il est assez compréhensible que l'incidence des cancers soit en croissance continue. En revanche, la lutte contre ce fléau galopant ne peut pas se résumer aux progrès thérapeutiques, quand bien même, notamment en matière de médicaments, ils sont réels et également en constante croissance. Pour faire baisser l'incidence des cancers, il n'y a qu'un seul moyen : la prévention, notamment en limitant l'exposition aux facteurs de risques indiscutables (tabac, alcool, UV et certains aliments) et par la cure préventive de certaines situations précancéreuses (par exemple, vaccin pour les cancers du col HPV induits, ablation de polype par coloscopie pour le cancer du côlon, ou encore, cure d'un grain de beauté qui est en train de « tourner » avant que cela devienne un mélanome). Le reste, à savoir tout ce qui tourne autour du dépistage précoce, ne peut avoir d'effet que sur le pronostic, en permettant pour certains cancers dépistés très tôt d'obtenir une guérison quasi certaine. C'est évidemment le cas pour la mammographie systématique pour les femmes, le dosage du PSA (prostate) pour les hommes, les coloscopies de dépistages de lésions précancéreuses à partir de 50 ans (qu'il faut préférer au dépistage de sang dans les selles), ou encore la visite annuelle chez le dermatologue pour l'analyse des grains de beauté… Si l'on concentrait nos efforts de santé publique sur ces 4 cancers, à ne pas en douter, nous réduirions considérablement leur incidence et surtout on en améliorerait considérablement le pronostic.

Hôpital Georges-Pompidou, Paris, octobre 2024

— J'ai mis un petit monsieur au 8. Il est adressé par son médecin traitant pour une anémie. C'est un Chinois, il ne parle pas bien français, mais son fils est avec lui et il peut traduire, me dit Chloé, l'infirmière, en me tendant l'ECG.

— Merci Chloé. On va aller le voir. Sa tension est correcte ?

— 122/80. FC à 70.

— OK.

Je fouille dans la pochette pour y trouver le mot du médecin traitant et possiblement les résultats de la biologie faite en ville. Un mot est griffonné sur une ordonnance :

« Merci de bien vouloir prendre en charge M. C., âgé de 72 ans, qui présente une anémie à 7 g d'hémoglobine. Il a comme antécédents une hernie inguinale opérée en 2010 et un Covid l'année dernière. PA à 130/80, FC à 65. Bien cordialement. »

Voilà un bon condensé de dossier médical, m'amusai-je en partageant avec mes collègues la lettre au contenu aussi

« expéditif » qu'avait dû l'être la consultation de son patient.

— Bonjour Monsieur C. Je suis le médecin qui va s'occuper de vous, dis-je en saluant son fils. Le patient hocha de la tête faisant mine d'avoir compris qui j'étais.

Puis je me tourne vers son fils :

— Qu'est-ce qu'il lui arrive à votre papa ?

— En fait il est très fatigué depuis un mois. Il a du mal à marcher. Essoufflé. Et puis il ne mange pas beaucoup. Perdu beaucoup de poids. Le médecin a fait faire une prise de sang, vous avez les résultats, je crois…

— Oui ! Combien de poids a-t-il perdu ?

— Je ne sais pas exactement. Peut-être 10 kg. Plus ?

— Et il n'a pas d'appétit, c'est cela ? interrogeais-je en commençant à l'examiner.

— Non, il mange très peu.

— Vous avez mal quelque part, Monsieur ? demandais-je au patient en faisant signe à son fils de traduire.

Il y eut un bref échange en mandarin au cours duquel le patient montra son estomac.

— Oui, il dit qu'il a mal au ventre.

— Ici ? fis-je en appuyant doucement sur la région épigastrique.

Le patient hocha la tête.

Je fis ensuite, à coups de traductions simultanées, préciser la nature exacte de cette douleur. C'était une douleur qui datait de plusieurs semaines et qui n'avait fait l'objet d'aucune investigation. Elle était assez évocatrice d'une lésion gastrique : postprandiale, à type de brûlure, parfois de crampe, plus ou moins calmée par un peu de compote ou de lait, avec une sensation de gêne à la digestion. Il n'y avait pas de méléna (selles noires) au dire du patient ni de diarrhée. Comme beaucoup d'Asiatiques, ce patient était friand de poissons crus, mais n'en consommait qu'assez rarement. En revanche, il était tabagique à plus de 30 paquets/année et avait une consommation d'alcool raisonnable. Une fois l'examen clinique terminé, j'expliquais à son fils la suite des opérations :

— On va lui refaire une prise de sang pour confirmer l'anémie. Si elle est aux alentours de 6 grammes d'hémoglobine, étant donné qu'il ne la tolère pas très bien, il n'est pas impossible qu'on soit amené à lui transfuser du sang. Ensuite, on va voir avec les gastroentérologues, mais il est fort probable que son anémie soit en rapport avec son estomac.

— Vous allez lui faire des radios ? demanda le fils.

— Non. Plutôt une fibroscopie gastrique. Un tuyau que l'on passe par la bouche pour aller regarder l'estomac.

Le fils fit une grimace et traduisit à son père.

— Ça fait mal ? demande mon père.

— Non. Pas du tout, car on endort avec une anesthésie courte. À ce propos, à quelle heure a-t-il mangé et bu pour la dernière fois.

— Hier soir, répondit le fils après s'en être assuré.

— Bien, dans ce cas, qu'il reste à jeun. Il n'est pas impossible qu'on lui fasse l'examen dans la journée.

La suite fut, hélas, sans surprise. Une symptomatologie évocatrice d'un ulcère gastrique chez un homme de 70 ans, avec des facteurs de risques (tabac), d'origine asiatique, associée à une anémie sévère, une perte d'appétit et une perte de poids de plus de 10 kg en quelques semaines fait inévitablement penser à la possibilité d'une tumeur gastrique. La biologie confirma l'anémie à 6,5 g d'hémoglobine, et la gastroscopie qui fut réalisée dans la soirée révéla une volumineuse tumeur antrale, probablement un adénocarcinome gastrique. On transfusa le patient et on l'hospitalisa en gastroentérologie afin que son dossier soit discuté dans le cadre d'une réunion pluridisciplinaire avec les oncodigestifs et les chirurgiens.

Je pus m'enquérir quelques jours après des suites de ce malade. Ce patient fit l'objet d'une gastrectomie totale avec curage ganglionnaire, associée à une chimiothérapie. Par chance, il n'y avait, m'a-t-on dit, pas de métastases détectables à ce stade, ce qui laissait espérer un pronostic pas trop mauvais, du moins à court terme.

La découverte d'un cancer dans le cadre des urgences n'est pas rare. En général, il s'agit de patients qui consultent pour des complications sur des cancers à un stade avancé et qui n'ont pas été préalablement investigués, ou bien de pathologies malignes révélées par un signe d'appel jugé alarmant par le patient, au premier rang desquels on trouve le saignement, avec ou sans anémie ferriprive. Ainsi en est-il d'un saignement digestif (méléna ou rectorragies), bronchique (hémoptysie), urinaire (hématurie), même si ces saignements, et je tiens à rassurer le lecteur, ne sont pas tous synonymes de cancers, loin de là ! En ce qui concerne les « complications » révélatrices de cancer, cela peut être par exemple une occlusion sur un cancer colique, une surinfection pulmonaire sur un cancer bronchique, ou encore une rétention aiguë d'urine pour un cancer de la prostate. Dans tous les cas, le cancer est donc de découverte fortuite et sa nature précise souvent incertaine dans la mesure où il nécessite des biopsies et un bilan d'extension, ces examens n'étant jamais faits en urgence. Si bien qu'il est exceptionnel que l'annonce d'un cancer se fasse dans le cadre des urgences, et c'est plutôt souhaitable, tant l'abord du patient à l'énoncé d'un tel diagnostic nécessite un peu de temps et beaucoup de pédagogie.

Cela doit conduire à quelques recommandations utiles pour tout un chacun. D'abord, on ne le répétera jamais assez, les actes de prévention et de suivi dans le cadre du dépistage des cancers les plus fréquents, sont le meilleur moyen d'en limiter l'incidence et d'en améliorer la prise en charge et par conséquent le pronostic. Pour faire simple, chacun d'entre nous doit avoir un dépistage régulier de cancer du sein pour les femmes, de la prostate pour les hommes à partir de 50 ans, un dépistage de cancer du côlon par recherche de sang dans les selles (a minima), ou mieux par coloscopie, à partir de 60 ans chez les sujets non à risques, 50 ans quand il y a des antécédents familiaux. Ensuite, consultation tous les ans ou tous les deux ans (selon qu'on a une peau à risques et qu'on s'expose beaucoup au soleil) chez le dermatologue, à la recherche d'un petit mélanome qui, s'il est enlevé précocement, ne posera aucun souci. Enfin, dans le cadre de la médecine du travail ou d'une consultation chez son médecin, ne pas hésiter à demander qu'on vous palpe soigneusement la thyroïde à la recherche d'un nodule qui pourrait justifier d'une échographie, voire d'une biopsie. Pour le reste, il faut consulter et investiguer dès l'apparition de signes inhabituels :

– Une toux sèche, persistante, y compris la nuit, chez un fumeur, a fortiori s'il y a des crachats sanguinolents.

– Une hématurie sans colique néphrétique associée.

– Une céphalée sourde et persistante, surtout si elle est accompagnée d'un déficit moteur progressif récent.

– Un saignement digestif.

– Une anémie inexpliquée.

– Et bien sûr une douleur qui ne cède pas aux antalgiques, a fortiori si elle s'accompagne d'une masse palpable d'apparition récente, y compris un ganglion, et ce quelle que soit la localisation.

Bien évidemment, et c'est heureux, dans la plupart des cas les investigations révéleront une cause bénigne et rassurante, mais s'il s'avérait que ce ne soit pas le cas, le plus tôt le diagnostic est fait, meilleur est le pronostic, et ceci se vérifie dans à peu près tous les cancers.

En 2025, on guérit plus d'un cancer sur deux. Si l'on veut améliorer ce score, cela passe par le dépistage précoce, mais aussi par l'amélioration des techniques chirurgicales et des protocoles thérapeutiques dont la médecine « personnalisée » fait partie. Curieusement, on fait plus de progrès thérapeutiques que de progrès dans les campagnes de dépistage. Hélas, ainsi que nous l'avons vu, malgré tous les bénéfices produits par l'innovation, la précocité du diagnostic restera encore pour longtemps le critère principal guidant la prise en charge thérapeutique, et par conséquent le déterminant majeur du pronostic à long terme. Par ailleurs, il est indéniable que l'impact économique des nouveaux traitements anticancéreux est majeur en comparaison de celui généré par les campagnes de dépistages. Il me semble que cela devrait faire l'objet d'une réflexion programmatique pour les prochaines élections présidentielles. On gagnerait sur les deux tableaux : santé et économie…

12 — Coup de chaud

« Mais la duplicité atteint son point d'orgue au retour des vacances estivales, avec ce "
Et vous avez eu beau temps ?" si pernicieux qu'on s'en veut de ne pas rétorquer par l'insolence. »

Philippe Delerm, *Et vous avez eu beau temps ?* 2019

Avant c'était au mois de juillet, ou début août. Maintenant, réchauffement climatique oblige, cela arrive de plus en plus tôt, souvent dès le mois de juin, et de plus en plus tard, à la fin de l'été, début septembre. Pas besoin d'être à Fréjus, à Marseille, à Nîmes ou Perpignan pour y être exposé. Le Strasbourgeois, l'Angevin, le Parisien et le Normand y ont droit au moins une à deux fois par an : le coup de chaleur, le « dôme », l'anticyclone des Açores avec les vents qui remontent d'Espagne, bref, la canicule. Elle est annoncée comme une alerte par tous les météorologistes, sur les radios, à la télévision, dos tourné à la carte de l'hexagone toute jaune, sans nuage. Puis viennent les températures prévues au lever et, surtout dans la journée à l'ombre et la nuit : Évelyne Dhéliat, Louis Bodin ou Tatiana Silva, et autres Sébastien Folin nous énumèrent les pics à 30, 35, et il fera même 41 degrés Celsius à… Nîmes et Perpignan bien sûr, c'est toujours là que ça cogne le plus. Constatant que cela fait plus de 3 jours que nous ne redescendons pas en dessous des 20° la nuit, les mêmes de nous prévenir du passage en vigilance orange voire rouge. Tout le monde aux abris ! Fenêtres fermées, bombe aérosol hydratante (très mauvais pour les gaz à effet de serre du reste) dans les EHPADs, climatisation quand on en a une, sinon ventilo, doublé de système D du genre serviette mouillée, glaçons dans un sac plastique, bref que des trucs aussi inefficaces que dangereux. Sans oublier la seule recommandation qui vaille : s'hydrater. Boire 2 à 3 litres d'eau par jour, ce que beaucoup de nos concitoyens ont du mal à faire, surtout quand ils appartiennent à la grande famille des plus fragiles : les personnes âgées. Du coup, on y ajoute quelques injonctions culpabilisantes : « Ne laissez pas vos vieux seuls chez eux sans prendre de nouvelles ! » non sans rappeler le drame de la canicule de 2003 qui avait fait 15 000 morts en France, drame qui coûta son poste à l'ex-ministre de la Santé Jean-François Mattei, qui avait eu la mauvaise idée de commenter l'hécatombe dans le jardin de sa villa du Var, le teint hâlé assorti à son polo Lacoste noir. Sans doute traumatisé par cet épisode (qui fit du reste oublier un autre pic de chaleur en 1911, bien plus meurtrier celui-là), Météo France n'hésite plus, dès la moindre montée du thermomètre, à appuyer sur le bouton rouge, mettant ainsi en état de quasi-panique les ministères de la Santé, de l'Intérieur, l'Élysée, Matignon, les préfets, les maires, les pompiers, les hôpitaux, les plans blancs et j'en passe. Pendant ce temps-là, les habitants de la Floride, du Texas, les Marocains, les Tunisiens, les Africains regarderaient éberlués et hilares nos infos télévisées si l'opportunité leur en était donnée.

Nous ne sommes pas habitués aux grandes chaleurs, nous ne sommes pas confortables avec les grands froids, on déplore la pluie et on râle sur la sécheresse, nous ne savons pas gérer la neige sur nos routes, et nous sonnons l'apocalypse de saint Jean dès qu'il y a un orage avec un peu de grêle. Bref, face aux événements climatiques, les

Français sont un peu comme une poule devant une brosse à dents. On ne parle plus du beau temps comme avant, accoudé au comptoir. Maintenant on en parle en élaborant des thèses complotistes sur les réseaux sociaux. Soit. Sans doute ces phénomènes sont-ils, sinon plus fréquents, probablement plus violents, mais c'est oublier un peu vite qu'ils ne sont pas nouveaux.

Juillet 1967. Nous descendons, mon père, ma mère, ma sœur et moi, comme tous les étés, dans le Sud de la France pour y prendre nos quartiers, dans un petit hameau dont le nom faisait déjà entendre le bruit des cigales à sa simple évocation : *Val d'Aubert*. Un petit hameau donc, constitué de 3 ou 4 maisons en pierre, au confort très rudimentaire, sans électricité ni gaz, avec comme seul point d'eau une source qui procurait une eau fraîche et pure pour l'ensemble de ses occupants. Nous étions, avec mon oncle, ma tante et mes cousins les seuls habitants de ce petit village, mon père ayant, avec mon oncle, acheté à l'époque l'ensemble pour une bouchée de pain. Val d'Aubert était retiré d'environ 7 km de la Garde-Freinet, en plein massif des Maures, niché dans la montagne au milieu de nulle part. Un long chemin de terre bourré d'ornières y conduisait, longeant les chênes-lièges d'un côté, et le ravin pierreux de l'autre. Aller là-bas était une aventure, ce d'autant que nous étions encore à l'époque de la célébrissime nationale 7, évoquée avec entrain par le non moins célèbre fou chantant, Charles Trenet :

« De toutes les routes de France d'Europe
Celle que j'préfère est celle qui conduit
En auto ou en auto-stop
Vers les rivages du Midi
Nationale 7
Il faut la prendre qu'on aille à Rome à Sète
Que l'on soit deux trois quatre cinq six ou sept
C'est une route qui fait recette

Route des vacances
Qui traverse la Bourgogne et la Provence
Qui fait d'Paris un p'tit faubourg d'Valence
Et la banlieue de Saint-Paul-de-Vence
Le ciel d'été
Remplit nos cœurs d'sa lucidité
Chasse les aigreurs et les acidités
Qui font l'malheur des grandes cités
Toutes excités
On chante, on fête
Les oliviers sont bleus ma p'tit' Lisette
L'amour joyeux est là qui fait Risette
On est heureux Nationale 7 »

La DS 19 noire se dandine sur la route assise sur ses suspensions hydrauliques qui font un bruit de pompe à chaque fois que l'on tourne. La nationale défile comme si l'on déroulait une pellicule noire bordée de platanes aux écorces blanchies.

Ce roulis, si caractéristique de la mythique Citroën, a donné mal au cœur à toute une génération de gamins qui, flanqués sur la banquette arrière en tissu Rhovyline bleu, respiraient à pleins poumons les effluves de la Gauloise sans filtre du daron. À l'époque, fumer dans la voiture faisait partie du voyage. Comme le rituélique arrêt à la station Avia — celle qui donne des personnages d'Astérix en plastique — où l'on était servi par le pompiste d'une essence à un franc le litre, avec en sus, une vérification des niveaux et un nettoyage du pare-brise avec cette raclette rouge qui crissait à en faire grincer les dents. Le pourboire était de mise. On reprend la route, sans tarder, il faut tenir la cadence. Descendre dans le Sud était alors non seulement une expédition, mais aussi un défi pour le conducteur qui, regardant sa montre à l'arrivée, clamait avec fierté : « Cette année on aura mis moins de onze heures ! »

Je regarde le paysage défiler, le nez collé à la fenêtre semi-ouverte. Le vent chaud soulève une mèche de mes cheveux blonds. Je fredonne une chanson d'un chanteur « yé-yé » que j'aime bien — Claude François — en comptant les moutons que j'aperçois dans le champ, de l'autre côté de la route. Je vois défiler à toute vitesse un panneau en ciment blanc à l'intersection d'une route. À peine le temps de lire : Montélimar — 26 km. On s'en serait douté tant l'air commence à devenir irrespirable, lourd d'une chaleur moite tout à fait caractéristique de la Drôme en pareille saison. À l'avant, mon père explique à ma mère quelques rudiments de la bonne conduite automobile. Elle avait le permis, mais juste le permis. Le permis de rester à la place du passager. Ma sœur essaye de lire un bouquin sans vomir. Et moi je m'ennuie. Dès lors, j'ai recours à cette question que des milliers d'enfants ont posée à leurs parents à plusieurs centaines de kilomètres de la destination finale : « On arrive quand ? » On guette la réponse qui tarde à venir. Puis, après un silence convenu, ma mère — qui n'a aucune idée de là où l'on se trouve — répond en échappant à l'excuse diplomatique : « Bientôt mon chéri… » Bientôt. Que signifie cet adverbe intemporel, utilisé pour satisfaire les enfants inquiets, impatients, taraudés d'une légitime interrogation face à cet ennui nauséeux : « C'est quand qu'on arrive ? » Dans une heure, dans deux ? Et puis même si c'est plus, de toute façon je n'ai pas de montre et d'ici, je ne vois pas bien la pendule du tableau de bord de ce bateau roulant. On aurait tort de nous phagocyter avec des précisions supplémentaires. Un « bientôt » suffira amplement à gagner du temps jusqu'au prochain « bientôt », sorte de prolongation d'un match qui n'en finit pas, et qui ne tire pas au but. Alors, je fournis des efforts incommensurables pour fouiller dans mes souvenirs, et dénicher les quelques rudiments de géographie que le mauvais élève que j'étais avait néanmoins mémorisés.

Montélimar ? C'est au milieu de la France ça ? Non un peu plus bas, il fait super chaud ? Ça doit être déjà le Sud. Oui, le nougat c'est le Sud, je crois. Donc, si on a fait les deux tiers, c'est qu'il reste un tiers. Je pose deux je retiens un… oui, mais combien de kilomètres en tout ? Je laisse tomber. Je recolle ma tête contre la vitre arrière ? Tiens, il n'y a plus de moutons. Tout à l'heure je reposerai la question.

Enfin arrivé ! On ouvre en tirant la poignée de la portière qui craque un peu sur la fin. Dehors la chaleur est pesante, mais elle fait du bien. C'est elle, avec l'été, que l'on est venu chercher. Alors, pourquoi s'en plaindre ? Les cigales chantonnent, le romarin embaume le village, et je reconnais au loin le bruit que fait la source en s'écoulant dans l'évier en pierre. Les cousins sont déjà là. Ils accourent, les parents s'embrassent. Jérôme, qui a mon âge, est déjà prêt à m'enrôler dans un programme digne d'un Club Med : « Cet après-midi maman nous emmène à la plage. J'ai gonflé le bateau. Tu viens au ruisseau ? J'ai fait un barrage ! » Alors, sans même me changer, je suis mon cousin tout excité à l'idée de retrouver le ruisseau, derrière le hameau. À peine quelques pas, et je suis rattrapé par la patrouille : « Et l'on n'embrasse pas sa tante ? » Si bien sûr qu'on l'embrasse. Résolu, on se livre à ce baiser furtif que l'on donne sur la pointe des pieds, rapprochement de deux joues humides sollicitant très peu les lèvres. Le premier aller-retour effectué en embrassant l'air chaud, on questionne du regard… on s'arrête là. Mais on a oublié cette curiosité d'expatrié :

— Chez nous c'est trois !

Comme c'est curieux ce « chez nous ». Qu'indique-t-il ? Une coutume régionale, une habitude familiale, une tradition ancestrale ? Peu importe. On ajoute timidement la troisième qui colle encore plus que les deux autres. Mon Dieu qu'il fait chaud ! Alors on pense à la fontaine, l'eau y est si fraîche. Elle transforme au fond de la gorge l'étuve d'un été prometteur en une douceur rafraîchissante. Le front perle de quelques gouttes de sueur. On cherche un peu d'ombre, tandis qu'un souffle de mistral vient sécher le visage. Il fait juste chaud et c'est bon. On est dans le Midi, c'est le principe en fait ! Le mot canicule n'avait pas encore fait son entrée dans le vocable d'Albert Simon (voix célèbre de la météo d'Europe N° 1 dans les années soixante) ni peut-être même dans le dictionnaire.

Hôpital Georges-Pompidou, Paris, juin 2025

— Les pompiers viennent de nous amener un monsieur de 80 ans pour un coup de chaleur. Je l'ai mis au « déchoc 1 ». Il a 41° de température, il tremble, tension stable pour le moment à 130/70. Il semble qu'il était en train de faire une partie de tennis dehors, et qu'ensuite il soit rentré à pied chez lui. Ne se sentant pas bien, il se serait arrêté dans un bar pour y boire une bière. Après ils ont appelé les pompiers parce qu'il faisait un malaise…

Nous écoutions tous, éberlués, le médecin d'accueil et d'orientation (MAO) raconter en quelques mots les circonstances invraisemblables de ce coup de chaleur, sachant qu'en cette journée de fin juin, il faisait à Paris pas moins de 35° à l'ombre… Je quitte mon poste aussitôt pour rejoindre les infirmières en salle de déchoc, qui étaient en train de scoper le patient, tandis qu'un aide-soignant ramenait des pains de glace enveloppés dans des draps pour commencer à le refroidir.

— Bonjour, Monsieur M. Vous m'entendez ? demandai-je en ouvrant ses paupières mi-closes.

Ce patient de 80 ans, frappé par ailleurs d'un certain embonpoint, semble-t-il hypertendu, ne disposait sur lui d'aucun document qui puisse nous aider à connaître ses antécédents et ses traitements en cours. Il s'était, entre le moment où les pompiers l'avaient pris en charge et les urgences de l'HEGP, rapidement dégradé. Conscient à l'arrivée des pompiers, en sueur avec une hyperthermie à 39°, ses constantes étaient restées stables pendant tout le transport. Depuis quelques minutes, la situation était d'une tout autre gravité : il était inconscient avec un score de Glasgow qui ne dépassait pas 6 (score mesurant l'état de conscience sur une échelle de 0 à 15), convulsait, avait une fièvre à 41°, une tachycardie à 160 sur une fibrillation auriculaire doublée d'un bloc de branche gauche, sa tension oscillait entre des pointes à 180 de systolique et des chutes à 110, il désaturait à 86 malgré 16 litres d'oxygène… Bref, le pronostic vital de cet homme bien imprudent était engagé.

— Va fouiller dans DxCare ou Orbis, voir si ce patient à un dossier, qu'on en sache un peu plus sur ses antécédents, demandai-je à l'interne qui était avec moi

— Tiens, je t'ai refait un tracé sur une séquence plus longue, me dit l'infirmière en me tendant le papier rose.

— Bon, continuez à lui mettre de la glace sur les gros vaisseaux, on le met sous VNI, et on appelle les réanimateurs. Il faut le transférer en USI tout de suite.

À l'arrivée des réanimateurs, le constat était partagé : ce patient était en hyperthermie sévère, et son état cardio-respiratoire de plus en plus inquiétant malgré la réanimation mise en place aux urgences. L'indication de l'intubation se posa quelques minutes plus tard, une fois le patient transféré en réa.

Dans la soirée, je repassai dans le service pour m'enquérir de son état. Il était désormais intubé, sous assistance respiratoire, sédaté, et sa température commençait à baisser doucement. Le réanimateur en profita pour me demander quelques précisions :

— Tu as eu des éléments sur ses antécédents ?

— Oui, il est suivi ici pour un phéochromocytome. Ça n'arrange pas la situation… dis-je avec un peu d'ironie.

— Il n'est quand même pas net ce monsieur : jouer au tennis à 80 ans, dans son état, en plein cagnard, avec 40° au soleil, et s'enfiler une bière derrière… Tu m'étonnes qu'il fasse un coup de chaud…

— Oui… C'est ce qu'on s'est tous dit ! notai-je en haussant les épaules.

L'histoire de ce monsieur, quand bien même elle s'est bien terminée pour lui, pose quelques questions sur les comportements de nos concitoyens lors des saisons de fortes chaleurs. Car il est loin d'être un cas rare. Que ce soit dans les grandes villes en plein épisode de canicule, ou en été sur les plages de Méditerranée, l'inconscience populaire est responsable de plus de 20 000 recours aux urgences, 10 600 hospitalisations, et de près de 5 000 décès (données santé publique France — 2023), et je ne compte pas dans ce triste bilan les accidents de plage (dont les noyades) ainsi que les conséquences dues à l'absence de protection solaire chez les adultes, comme chez les enfants. Malgré les éléments de prévention mise en place par le gouvernement et les campagnes d'informations faites sur les ondes de radio comme à la télévision, les mesures les plus élémentaires de prévention en cas de coup de chaleur ne sont pas suffisamment prises au sérieux. En dehors des EHPAD qui font de leur mieux pour inciter leurs résidents à boire et à rester « au frais », les personnes âgées livrées à elles-mêmes, malgré le soutien de la famille ou d'une aide-ménagère, sont les premières victimes des phénomènes de déshydratation et de décompensation de pathologies chroniques (diabète, insuffisance rénale, hypertension, insuffisance coronarienne, insuffisance cardiaque…) due à la chaleur. Les plus jeunes ne sont pas en reste, à en juger le nombre inquiétant de joggers et de cyclistes qui s'infligent en plein cagnard des épreuves d'effort déraisonnables. C'est du reste, en pareille circonstance, la population la plus exposée aux troubles du rythme cardiaque graves, voire aux morts subites. Il en va de même pour ces corps pâles, fraîchement sortis de l'hiver, et pressés de retrouver un hâle ambré en s'étalant un peu trop vite et surtout à des heures surexposées au soleil. Et je ne fais pas ici les statistiques de casquettes, chapeaux versus têtes nues…

Le haut du podium restant sans conteste, l'apanage de quelques parents inconscients qui laissent leurs bébés, même pour quelques minutes, ficelés dans le siège auto, vitres fermées, en plein soleil sur le parking du Super U.

Ainsi en est-il du Français moyen, heureux habitant d'un pays au climat tempéré, bien qu'il le soit de moins en moins (ou de plus en plus, selon l'événement climatique imprévu) : il s'enthousiasme au premier rayon de soleil, ne s'inquiète de la chaleur que dès lors qu'elle le rend malade ou l'empêche de dormir, et se réjouit de pouvoir avec hâte, opérer cette transhumance visant à profiter du climat méditerranéen du mois d'août, en considérant les UVA et les UVB comme ses meilleurs amis.

« Sinon, vous avez eu beau temps ? »

13 — Nuit d'ivresse

« C'est la nuit qu'il est beau de croire à la lumière. »
Edmond Rostand, *Chantecler*, 1910

La nuit, c'est une autre ambiance. Ce voile obscur, qui recouvre peu à peu la réalité du jour, rend le monde étrange. L'ombre qui prend le pas sur la lumière bouleverse la perception des choses, comme si le moindre élément devenait insaisissable, caché dans l'obscurité, et presque menaçant. La nuit, c'est aussi l'univers des créatures fantastiques, des monstres, et des fantômes qui prennent vie. Un monde parallèle où l'on peut se perdre, où la rationalité humaine laisse place à l'inconnu, où la conscience s'efface au profit des rêves… ou des cauchemars. C'est un autre décor où se joue une pièce de théâtre sans dialogues, inquiétante et mystérieuse. On ne voit rien la nuit. On ne remarque que ce qui est éclairé par la lumière d'un néon, d'un lampadaire, d'une enseigne lumineuse ou d'un phare. Alors, le moindre mouvement, le moindre bruit paraît incongru. On est là, allongé dans son lit douillet, prêt à s'endormir, et l'on entend ce que l'on n'entendrait nullement à un autre moment de la journée : le bruissement de feuilles dans les arbres, le souffle d'un vent léger dans les persiennes, le craquement du parquet, là, juste au-dessus, le miaulement d'un chat errant, gris évidemment, puisqu'ils le sont tous la nuit. Puis on s'endort. Il y a ce moment imperceptible où l'on passe de l'état de conscience au sommeil, d'abord paradoxal, puis profond. Le premier ouvre le rideau sur nos rêves tandis que le second permet de régénérer les fonctions physiologiques du corps. Le temps s'arrête. Aucune idée de l'heure qu'il peut bien être lors de cet éveil furtif, qui survient au beau milieu de la nuit. La lumière bleue du réveil digital, indiquant « 3.30 », nous incite à nous retourner, ajuster un peu l'oreiller, et monter aussitôt dans le train du cycle suivant. Mais le sommeil est vulnérable, il est sournois. Tantôt il nous surprend au moment où l'on ne s'y attend pas, tantôt il résiste à notre propre fatigue. On se retourne, se retourne encore, on s'agite et on tape un peu sur la couette, comme si celle-ci empêchait le sommeil de gagner les limbes de notre hippocampe. Quelle heure déjà ? 4 h. Mon Dieu ! Je dois me lever dans 3 heures ! L'anxiété de ne pas dormir assez, de ne pas récupérer de la journée qui vient de s'écouler et la perspective de la suivante ne font qu'aggraver ce qui n'est pas encore tout à fait une insomnie. Que faire ? Se lever ? Lire un livre ? Écouter en podcast une émission de radio sur la vie des pingouins en Antarctique ? On cherche, en vain, l'idée contre-intuitive d'une activité qui nous endormirait à nouveau. Rien n'y fait. On a tout essayé, les trois bouffées de mélatonine, la respiration synchronisée, la méditation… Le sommeil ne reconnaît pas les ordres de notre propre volonté, celle-là même qui nous sert à agir. Qu'est-ce qui vient ainsi troubler ce sommeil réparateur ? L'anxiété, la mauvaise lune ? Non, c'est juste la nuit. La nuit est, comme le sommeil du même nom, paradoxale. Il n'y a pas de logique à la nuit. La nuit est une rupture : rupture du conscient vers l'inconscient, rupture de l'inconscient vers le réveil, rationnel vers l'irrationnel, réalité du monde vers un rêve oublié, surréalisme des images construites à l'intérieur de ce mystérieux cerveau.

La nuit, on est face à soi-même. En ce sens, contredisant l'anxiété qu'il peut engendrer, le noir profond de ce ciel éteint invite à la réflexion et à la révélation. Loin des distractions du jour, de l'agitation de la rue, de la lumière éblouissante du soleil, la nuit révèle aussi des vérités cachées, et laisse l'esprit s'immerger dans cette obscurité où se niche l'introspection profonde. C'est comme une toile de Soulages, où la lumière se révèle dans un noir invisible, et que personne n'a vue, car personne ne peut la voir. Pierre Soulages ne peint ni ce que l'on ne voit ni ce que l'on sait. Il peint et il sculpte en même temps, ces abysses ondulants à l'image d'un cosmos impénétrable. Pourtant, il y a de la lumière dans le noir de Soulages, comme il y a de la lumière dans la nuit, pour peu qu'on se donne la peine de la chercher. Ainsi, au beau milieu de cette nuit fragile, peut-on explorer ses pensées les plus profondes et comprendre, comme le suggère Nietzsche, sa propre condition. Alors, de ces vérités cachées, surgissent à la fois les tourments de l'âme et la beauté de l'existence. Comme la lumière dans le noir de Soulages.

De cette dualité, de cette ambiguïté où se confondent l'ombre et la lumière, naissent d'autres démons. Ces êtres diaboliques sont des rapaces nocturnes. Ils invitent à la débauche, à l'ivresse, à la noirceur de l'inconscience en prétendant que celles-ci ouvrent la porte sur des vérités cachées, ou bien, à défaut, la ferment sur ce qu'on ne veut plus voir. Ces diables ont un nom : alcool, cocaïne, cannabis, MDMA, ecstasy, amphétamines, héroïne… Ils sont les palliatifs d'un mal-être d'une société en perte de repères, et accessoirement une source de profit considérable de cartels de plus en plus violents. Licite ou illicite, l'addiction est une maladie, et quand la consommation d'une de ces drogues, y compris l'alcool et le tabac, est occasionnelle, plus d'une fois sur deux, elle se transforme en une véritable dépendance. Le point commun à la consommation de chacune d'entre elles, c'est la recherche d'une désinhibition, d'une fuite de la réalité du monde, d'un voyage parfois psychédélique procurant l'illusion, fût-elle de quelques heures, d'une vie détachée du réel, et d'un corps déconnecté de sa conscience existentielle. Si l'alcool, en particulier chez les moins de 25 ans, est la première porte d'entrée vers des drogues plus puissantes, c'est qu'au-delà d'une certaine quantité ingérée, il procure un échantillon assez efficace de cette déconnexion : l'ivresse.

Mais la sournoiserie de l'ivresse, incubateur de sensations encore plus puissantes, est qu'elle se trouve sympathiquement tolérée dans une société ou l'alcool et le vin en particulier font partie d'une culture hédonique et sociale encouragée par le sens de la fête et les plaisirs de la bonne chère. L'homme saoul est presque devenu une image d'Épinal. Titubant, pointant de son index dressé vers le ciel toute vérité bonne à entendre, s'exhibant dans la désinhibition, balbutiant, la langue collée à ce palais asséché de la dernière rasade, quelques mots inintelligibles ou quelques phrases ayant égaré tout complément d'objet direct, devenant parfois passionnant pour tout ce qui n'intéresse plus que lui, suffisamment lucide pour s'attarder sur un détail ordinaire qu'il aurait négligé en d'autres circonstances, sous son ciel qui tangue, l'homme ivre est un génie des intervalles. Et si l'ivresse est tant recherchée, parfois de façon « flash », c'est qu'elle nous rapproche de la rêverie, au sens « baudelairien » du terme : « sous l'effet des paradis artificiels, le monde est revêtu d'une intensité d'intérêt ». Ainsi serait-ce la première propriété de l'ivresse que de permettre à l'être humain de rencontrer la réalité du monde avec une si parfaite intensité, qu'il en devient « extraordinaire » au sens propre du mot. Si la réalité des choses s'offre intacte aux yeux de l'homme ivre, elle a par les atours improbables de l'alcool l'opportunité de se rendre encore plus belle, voire presque irréelle. C'est un peu le principe de l'éléphant, animal bien connu de tous, mais dont la couleur rose n'est définitivement pas la norme de l'espèce ! Avec l'ivresse, on regarde les choses pour elles-mêmes sans leur demander d'avoir un sens, et toutes les couleurs qui caractérisent ces choses-là deviennent alors l'essence de l'objet :

« Par la fenêtre guillotine qui coupait le panorama en deux, un nuage d'encre fila, remplacé par une lumière grise, semblable aux rehauts qui animent les vitraux. La gare fit partir en arrière la foule amassée sur les quais, les soldats, les poteaux rivetés sur lesquels reposait un immense squelette d'acier, recouvert de verres coloriés. Sur l'un d'eux, les montagnes blanches à leur sommet, aux parties elles aussi bleuies par la lumière, ondoyaient sous l'éventail ensoleillé, composé d'une infinité de lames partant d'un même astre : rouges, orangées, presque roses sur les bords, à l'endroit où des lignes d'acier enserraient la multitude de petits verres de lanterne. Un dernier morceau de quai disparut, nuage gris, troublant la vue, remplacé par le paysage triste, monotone des faubourgs. (Proust, *À la recherche du temps perdu*, chapitre XVII)

Hôpital Georges-Pompidou, Paris, juin 2025

Un homme, aux environs de la cinquantaine, erre dans le couloir du circuit long des urgences. Il a été dépouillé de ses vêtements par les aides-soignants qui les ont soigneusement rangés dans un grand sac en plastique enfoui sous le brancard où il est censé cuver son vin. Il est maintenant vêtu d'un pantalon et d'une « chemise » verte en papier tissé que l'on donne aux patients pendant leur séjour aux urgences. Pieds nus, il se dandine, avance à petits pas incertains, et interpelle çà et là quelques patients en attente de leurs examens. Il n'est pas agressif, et encore moins violent, il est plutôt jovial, disons qu'il a le « vin gai », mais son agitation commence à gêner sérieusement la bonne conduite des soins. À plusieurs reprises, l'agent de sécurité, muni de son brassard rouge facilement reconnaissable, l'invite à regagner sa place, avec un succès pour le moins mitigé.

— Allons, Monsieur, restez tranquille, le médecin vous a dit de rester allongé… Retournez à votre place !

— Je suis chez moi ! Je fais ce que je veux ! Et puis d'abord, j'emmerde Macron ! Moi, je suis le roi de la France ! Je… Je suis le roi du monde ! Rien à faire de toutes ces conneries… On a gagné, et on est les plus forts !

— Monsieur L., ça suffit ! si vous ne restez pas tranquille, on va être obligé de vous attacher ! lui dit l'infirmière en lui prenant le bras.

L'homme fit un geste brusque pour se dégager de l'emprise de la jeune soignante.

— Je veux rentrer chez moi !

— Non, ce n'est pas possible. Vous devez rester là pour le moment !

— Laissez-moi aller fumer une cigarette !

— Pas pour le moment. Plus tard, quand vous irez mieux. Répondit-elle.

Avec près de deux grammes d'alcoolémie, le patient ne voulait rien entendre. Il avait été amené par les flics pour tapage nocturne dans son immeuble, après une soirée visiblement bien arrosée. C'était un soir de match de ligue de football et, victoire de son équipe oblige, il avait, avec quelques supporters réunis dans son appartement, fêté copieusement un 3-0 dont il ne cessait de vanter l'exploit. Bière, saucissons, gin, vodka, la soirée avait été plus arrosée que la pelouse du parc des Princes ! Ce cadre quinquagénaire s'était muté en une sorte « d'ultra », sportivement habillé d'un bas de jogging aux bandes blanches, d'un maillot à l'effigie de son équipe dont le dos affichait en lettres blanches le nom de son idole :

« O. Dembélé » avec un gros numéro « 10 ». Les chaussures, quant à elles, avaient été perdues pendant la bataille… Pour le reste, les toasts successifs portés au triomphe des hommes en bleu et rouge avaient eu raison de la raison. Dépourvu de tout entendement, ce patient — il faut bien les appeler ainsi — avait du mal à se tenir debout, et procurait avec ses vociférations un niveau de décibel qui commençait à fatiguer tout le monde. Après avoir été reconduit une bonne dizaine de fois à sa place, il finit par accepter de s'allonger sur son brancard. Il se tourna sur le côté en attrapant fermement de sa main gauche la barrière que l'on avait soigneusement relevée. Il ferma les yeux et commença à ronfler. Le néon du couloir faisait ressortir le rouge écarlate de son visage qui transpirait l'alcool. Il en avait pour au moins 4 ou 5 heures avant que l'alcool déshydrogénase (ADH), une oxydoréductase hépatique qui catalyse les réactions intervenant notamment dans le métabolisme de l'éthanol, fasse son œuvre de dégrisement. D'ici là, il ne restait plus qu'à souhaiter que, la fatigue aidant, il pique un petit sommeil. Entre le ronflement et le tohu-bohu de l'ivresse, nous étions plusieurs à souhaiter la première option…

Les états d'ébriété — Intoxication éthylique aiguë (IEA) dans notre jargon — représentent une part significative des admissions aux urgences dans les hôpitaux publics en France. Ainsi, une étude publiée en 2022 par A. Loffier et al. à Bordeaux (Nouvelle-Aquitaine) sur la base de données Oscour® (Organisation de la surveillance coordonnée des urgences) a analysé du 1er janvier 2016 au 31 décembre 2021 plus de 78 000 passages aux urgences (PU) pour IEA. Le passage pour IEA a été défini grâce à un ensemble de codes CIM-10 (Classification statistique internationale des maladies et des problèmes de santé connexes, 10e révision). Sur l'ensemble des cas-patients relevés, il s'avère que la moitié était suivie d'une hospitalisation. Ces PU impliquaient majoritairement des hommes (71 %). Les classes d'âge les plus représentées étaient les 40-54 ans (33 %) et les 25-39 ans (24 %). Deux pics annuels ont été retrouvés : le 1er janvier et le 22 juin. Les horaires de forte affluence des PU étaient situés entre 20 h et 23 h, avec un décalage à 2-3 heures chez les 15-24 ans. Le recours aux urgences pour IEA était plus élevé le week-end, les jours fériés ainsi que les veilles de jours fériés. Au cours de la période d'étude, le nombre de recours pour IEA et la proportion d'hommes ont diminué tandis que l'âge moyen a augmenté. Il en est à peu près de même dans la plupart des grands hôpitaux, même si l'incidence des IEA semble plus importante dans le Nord et le Sud de la France, ainsi que durant les périodes estivales ou contemporaines d'événements sportifs ou festifs (jour de l'an, matchs de football, de rugby, concerts, festivals, etc.) Un autre élément résultant de l'analyse qualitative de ces IEA est la fréquence élevée de leur diagnostic associé à un autre diagnostic dit « principal » mettant en évidence d'autres comorbidités potentialisant les effets de l'éthanol et inversement. Par exemple, dans l'étude citée en référence, un état d'IEA est retrouvé fréquemment dans plusieurs autres pathologies : traumatismes (5 à 50 %), pathologies médicales (4 à 7 %), affections psychiatriques (30 %), tentatives de suicide (50 à 75 %) et violences (15 à 25 %). C'est notamment le cas pour les patients qui consultent fréquemment aux urgences pour IEA : ils présentent plus fréquemment des comorbidités comme des pathologies du foie, une insuffisance rénale chronique, une pathologie vasculaire ischémique, des comorbidités psychiatriques (démence, schizophrénie, trouble bipolaire), un antécédent de traumatisme crânien ou une bronchopneumopathie chronique obstructive, et ce, en comparaison à d'autres patients admis aux urgences. Tout aussi fréquente est la potentialisation des effets de l'alcool par la consommation conjointe de drogues telles que le cannabis ou la cocaïne, en particulier chez les jeunes de moins de 30 ans. Enfin, dans près d'un cas sur cinq, la consommation excessive d'alcool est associée à un état dépressif et à une interaction avec des traitements psychotropes, dont les conséquences métaboliques peuvent s'avérer redoutables. Par ailleurs, il faut noter que certaines IEA peuvent passer inaperçues puisque le test d'alcoolémie n'est pas systématiquement réalisé dans les services d'urgences. Certes, la grande variation interindividuelle liée à l'intensité de la tolérance à l'alcool semble rendre la mesure d'alcoolémie obsolète, mais l'ex-Agence nationale d'accréditation et d'évaluation de la santé (Anaes) recommande de réaliser autant que possible une mesure de la concentration d'éthanol dans l'air expiré ou dans le sang, afin d'objectiver l'IEA. Cela permet d'identifier les situations où un patient présente, malgré une excellente tolérance physique, une altération psychique et cognitive liée à l'alcool ; à cet égard, certains auteurs ont souligné que le « gold standard » de l'IEA restait l'alcoolémie, malgré le manque de corrélation entre alcoolémie et symptômes d'IEA en partie lié à la tolérance pharmacologique des sujets dépendants, ce qui aboutit à un sous-diagnostic chez ces patients. Quoi qu'il en soit, un état d'ébriété avancé conduit aux urgences sans préjuger du motif initial, requiert une surveillance horaire du patient soit aux urgences, soit en unité d'hospitalisation de courte durée (UHCD), même si l'IEA est de faible gravité. Cette recommandation est en grande partie motivée par la sous-estimation des facteurs de comorbidités ou des consommations concomitantes d'autres substances toxiques, qui peuvent, à tout moment, précipiter l'état du patient dans une situation de gravité critique. C'est, du reste, un vrai sujet médico-légal, lorsque les sujets nous sont amenés en garde à vue, par les autorités policières, afin de garantir que leur état médical est compatible avec cette dernière.

Au-delà des cas d'intoxications éthyliques aigus, et ce n'est un secret pour personne, la consommation régulière d'alcool reste, avec le tabac, un des problèmes majeurs de santé publique en Europe. Ainsi, tous les ans en Europe, chaque personne âgée de 15 ans et plus consomme en moyenne 9,5 litres d'alcool pur, ce qui équivaut à environ 190 litres de bière, 80 litres de vin ou 24 litres de spiritueux (source OMS ; 2021), et sur les 10 pays qui boivent le plus au monde (et en tenant compte de la consommation touristique), neuf sont situés dans l'UE. Dans ce triste palmarès, la France est en 10e position (12,2 L/an/hab), derrière la République tchèque (14,3 L/an/hab), la Lettonie (13,2 L/an/hab), la Lituanie et l'Allemagne (12,8 L/an/hab), les autres pays (Espagne, Irlande, Bulgarie, Roumanie, Slovénie, Portugal) se situant à peu près dans la même épure que la France. En revanche, l'Italie, la Suède, la Croatie et les Pays-Bas font figure de « bons élèves » (cela est relatif) avec moins de 10 L/an/hab. Cependant, le taux de consommation annuelle d'alcool par habitant n'est pas directement corrélé à la fréquence avec laquelle les habitants de ces pays consomment de l'alcool, soulignant ainsi la grande disparité des « us et coutumes » entre les populations adeptes de consommations « aiguës » occasionnelles et celles consommant régulièrement une plus faible quantité d'alcool. Cette disparité se retrouve également entre les classes d'âges, où les moins de 25 ans sont plus enclins à se prendre « des cuites » tandis que les plus de 50 ans s'avèrent être des consommateurs plus réguliers dans une certaine « modération ». Ainsi, c'est au Danemark (38 %), en Roumanie (35 %), au Luxembourg (34 %), en Allemagne (30 %) et en Belgique (28 %) que l'on trouve les plus fortes proportions d'adultes prenant part à des épisodes de forte consommation d'alcool au moins une fois par mois, tandis que l'Espagne et l'Italie se classent très bas sur l'échelle de la consommation excessive d'alcool, avec 6 % et 4 %, respectivement. La France se situe en milieu de peloton avec 4,1 % de personnes interrogées disant avoir eu une consommation « excessive » d'alcool au cours du dernier mois. Le Royaume-Uni n'étant plus dans l'UE, les données d'Eurostat ne permettent pas de les classer dans le concours des plus grands buveurs, même s'il est à parier qu'il se situe plutôt dans le premier percentile, en particulier sur le critère des IEA. Point encourageantes, les mesures prises par un certain nombre de pays pour limiter la consommation d'alcool chez les plus jeunes (interdiction de délivrer ou de vendre de l'alcool aux mineurs) semblent avoir un effet positif sur l'incidence de l'alcoolisation aiguë dans cette tranche d'âge. En revanche, la consommation excessive d'alcool conduisant à une IEA chez les 18-25 ans reste un sujet de santé publique majeur.

Par conséquent, on peut se demander quelle portée peut avoir le slogan qui accompagne hypocritement les publicités de boissons alcoolisées « à consommer avec modération », dans une société où l'ivresse est ancrée dans une sorte de quête de la légèreté et de l'oubli. Alfred de Musset avait-il vu juste en déclarant : « Qu'importe le flacon pourvu qu'on ait l'ivresse ? » En réalité, derrière cette phrase il y a un peu de ce constat que nous faisons tristement aux urgences en accueillant les patients en état d'IEA : l'objet, la qualité du breuvage, vodka, bière, grand bordeaux, s'efface au profit de l'effet qu'il produit. Tous les moyens sont bons. En même temps, et c'est là un effet paradoxal de l'alcoolisme dit « mondain », le « flacon » est aussi un art de vivre, devrai-je dire un art de boire, qui justifie (et nécessite) les moyens. En quelque sorte, la matière devient neutre, c'est la manière qui fait l'art de boire. Si bien que sans s'en rendre compte, verre après verre, ce qui est jugé à tort comme modéré (les patients sous-estiment toujours leur consommation d'alcool) devient excessif, au point de rejoindre parfois le club très fermé des « ivrognes ». L'ivresse devient alors, y compris chez les plus éduqués et les classes sociales les plus élevées, un objet de désinhibition et de révolte. On se tient mal, on dit n'importe quoi, on s'écroule parfois, mais on a une excuse : « j'avais un peu trop bu ». C'est amusant cette juxtaposition du « un peu » et du « trop », sorte d'oxymore aux saveurs vineuses. L'homme ivre ne quitte pas son corps ni tout à fait son esprit, il quitte la sobriété un instant, et se désole des conséquences. Les mots ont « dépassé la pensée », le « coup est parti tout seul », je n'ai pas vu la « voiture qui venait sur la droite… ». Autant de constats d'irresponsabilité cachés derrière une dure réalité : l'intoxication éthylique, même modérée, n'est pas, du moins dans l'immense majorité des cas, la conséquence d'un acte involontaire. Il n'y a donc pas d'excuse à l'ivresse puisqu'elle est, consciemment ou non, le but recherché dans une volonté d'échappement. Chez les jeunes, elle est même devenue un jeu. Sorte de pari stupide et dangereux, où on se lance comme défi d'ingurgiter des « shots » de vodka ou de gin alignés sur un bar, et ce dans un temps le plus court possible. Les plus rapides s'écroulent au bout de la deuxième manche sous les applaudissements hilares de ceux qui ne sont encore, et pour le moment, que de simples spectateurs. Au mieux, cela se finit affalé sur la couette à alterner doliprane et sprint vers les toilettes, au pire cela conduit aux urgences avec un trouble du rythme, un trauma crânien, ou un coma éthylique… Mais, où que cela conduise, l'ivresse reste une enfilade de verres solitaires…

Il m'est arrivé, il y a maintenant fort longtemps, d'être ivre. Mais je compte ces épisodes sur les doigts d'une main pour deux raisons essentielles : la première est que je suis terrorisé à l'idée de ne pas avoir le contrôle sur ma propre personne, la seconde c'est que je me souviens d'avoir été, le lendemain, malade comme jamais. Si bien que l'alcool reste, avec ces garde-fous, un plaisir délicieux dont chacun est libre de placer le curseur de sorte qu'il nuise le moins possible à la santé, et qu'en tous les cas, cela ne se finisse pas aux urgences… C'est peut-être cela le concept de « modération ».

14 — La guerre des boutons

« Personne n'a autant d'humeur, pas même une jolie femme qui se lève avec un bouton sur le nez, qu'un auteur menacé de survivre à sa réputation. »

Denis Diderot, *Le Neveu de Rameau*, 1762

Bouton. Au sens premier, le mot désigne un bourgeon de plante et, spécialement, une fleur encore non épanouie. Cette acception donne lieu à de nombreuses métaphores et sens dérivés à partir du milieu du XIXe siècle : *La Femme en bouton* de Victor Hugo, le bouton du fleuret moucheté (d'où l'expression du « coup de bouton » en escrime), bouton de vêtement, de culotte, de chemise, de bottine, ou de manchette, bouton de pression, de porte, bouton électrique, bouton de bride pour resserrer les rênes d'un cheval, sans oublier de « serrer le bouton à quelqu'un » au sens de « lui serrer la vis », ou encore la répulsion de quelque chose qui vous « donnerait des boutons », ceux-là mêmes qui, s'ils étaient de quelque nature abondante et étrange, vous inviteraient à consulter un médecin. Ainsi en est-il de la « science des boutons », la *dermatologie*, qui consiste à établir un diagnostic sur l'émergence d'une ou plusieurs excroissances inopinées de la peau, dont le malade est souvent le premier témoin. La dermatologie, qui ne se résume d'ailleurs pas aux « boutons », est une spécialité un peu particulière : c'est à peu près la seule spécialité médicale dont les symptômes sont essentiellement visuels, rendant ainsi les médecins malvoyants, daltoniens ou ayant une mauvaise mémoire visuelle peu éligibles à l'exercice de cet art… Parce qu'elle est sémiologiquement visuelle, la dermatologie est une spécialité ornée d'un vocabulaire particulièrement riche et descriptif, conférant aux manuels qui en font l'enseignement un caractère très littéraire : ainsi y trouve-t-on pêle-mêle les macules, sortes de taches dyschromiques, sans relief ni infiltration, pouvant être colorées (macules rouges et macules pigmentées) ou décolorées, les papules, sortes d'élevures saillantes dont le relief superficiel est bien perçu à la palpation, non indurées, solides (ne contenant aucun liquide), bien circonscrites et de petite dimension (diamètre inférieur à 1 cm), rondes, ovalaires, polygonales et/ou ombiliquées, les vésicules, en relief, translucides, de petite taille, contenant une sérosité claire, situées en peau saine (exemple : varicelle) ou en peau érythémateuse (exemple : eczéma) pouvant être hémisphériques, coniques (acuminées), ou présenter une dépression centrale, des bulles, lésions en relief, de grande taille (5 mm à plusieurs centimètres) contenant un liquide qui peut être clair, jaunâtre, ou hémorragique, qui s'écoule après rupture, ou bien des pustules, de taille variable, contenant une sérosité louche ou du pus franc, ou encore des nodules, des squames, des végétations, des excroissances, des verrues et j'en passe. Pas très ragoûtant me direz-vous, mais en réalité, toutes ces lésions racontent quelque chose de bien plus grand que leur petite taille : la présence d'un virus, d'une bactérie, une réaction allergique, une maladie dysimmunitaire, une prolifération de cellules anormales, un traumatisme cutané, et parfois, un mystère que la médecine ne sait expliquer. Il y a de la couleur en dermatologie : du rouge, de l'opaline, du jaune, du noir, du polychrome, du rose, parfois du violet « lie de vin », ou encore du blanc quand il y a ce que l'on appelle une dépigmentation comme c'est le cas dans le vitiligo. Il y a du tactile dans les lésions du derme et de l'épiderme : rugueux, velouté, induré, dépressible, saillant, irrégulier… Il y a du sensitif dans la dermatose : ça gratte, ça brûle, ça fait mal ou au contraire c'est indolore. Il y a de l'inquiétude empreinte d'une étrange curiosité chez le patient qui a des « boutons » : c'est bizarre, c'est étrange, c'est soudain, « qu'est-ce que c'est que ce truc-là », « je n'avais pas cela hier »… Et puis il y a aussi de la perplexité chez les médecins qui sont consultés, lorsque ces derniers ne sont pas dermatologues. L'enseignement de la dermatologie durant les études de médecine n'occupant pas une place très importante dans le cursus, à moins de s'y être un peu intéressé, le médecin « non spécialiste » peut vite se trouver pris en défaut devant une lésion cutanée qui n'évoque pas au prime abord, un diagnostic évident : une rougeole, un purpura, un herpès labial, un zona, un érysipèle, une scarlatine par exemple. Même un simple grain de beauté qui « change de couleur », s'il n'est pas examiné à la loupe, peut conduire à un diagnostic erroné, rassurant ou non. Pour autant, même aux urgences, il est bien utile de disposer d'une certaine « culture du bouton », car il n'est pas rare que celui-ci vous mette sur la piste d'une pathologie dont les autres symptômes sont, en réalité, le premier motif de consultation. La peau est un tissu incroyablement riche, et elle abrite, sur plusieurs couches, une quantité infinie de cellules aux propriétés et aux fonctions très différentes : des mélanocytes, des kératinocytes, des cellules nerveuses, des vaisseaux, des cellules du sang, dont de nombreuses cellules jouant un rôle immunitaire, et aussi des cellules au nom étrange comme les cellules de Langherans, ou les cellules de Merkel importantes dans la perception du toucher. À cet égard, la peau, comme les phanères (cheveux, ongles) est une vitrine de l'état de notre corps. Elle révèle parfois un dysfonctionnement plus général de notre organisme, et en particulier de notre système immunitaire. Si bien que la dermatologie est un des meilleurs alliés de la « médecine générale » ou de ce que l'on appelle à l'hôpital « la médecine interne ». Pourtant, il n'est pas toujours aisé de connecter ce que l'on voit sur la peau d'un patient avec une pathologie précise. Le premier écueil est de reconnaître la lésion par elle-même et d'être capable de la classifier dans l'algorithme des éventualités. Parfois, devant certaines lésions, on est un peu comme devant des définitions alambiquées de mots croisés : perplexe. Il y a un peu de la botanique dans cette perplexité. C'est cette fleur, cette feuille d'arbre, cette plante de jardin pour lequel votre compagnon de route ose la question tant redoutée : « C'est quoi ça déjà ? » Eh oui, c'est quoi ça ? On le sait, on l'a sur le bout de la langue, on cherche dans sa mémoire puisque, ce n'est pas possible autrement, on l'a déjà vu et on pensait l'avoir retenu. Alors, réflexe naturel de l'ignorant qui ne veut pas passer pour en être un, on procède par élimination : « Ce qui est sûr c'est que ce n'est pas un érable, ni un platane, ni un liquidambar… Un charme non plus, ça, je saurais le reconnaître… Bon sang, je le sais… » On regrette alors amèrement de ne pas avoir été plus assidu quand, à la petite école, on nous faisait faire notre herbier après une belle promenade en forêt ! La dermatologie, c'est pareil. On peut vite regretter de ne pas l'avoir bossée un peu plus, ne serait-ce que pour ne pas vivre ce désagréable moment d'impuissance médicale.

Le deuxième écueil est la non-spécificité des lésions. C'est le cas notamment des exanthèmes qui comprennent entre autres les rashs cutanés faits de multiples petits boutons souvent prurigineux, à l'instar de ceux développés au cours des allergies. L'histoire qui va suivre est une guerre des boutons en réaction à une agression multiple.

Hôpital Georges-Pompidou, Paris, juillet 2025

C'est une journée calme au « court ». Alors que les Français viennent de fêter le 14 juillet et que le Tour de France cycliste sillonne les routes de l'hexagone, Paris semble s'être vidé de ses autochtones. On y roule bien, les rues sont clairsemées de quelques estivants qui profitent des dernières soldes. Fait inhabituel, le flux des patients semble, lui aussi, être un peu au ralenti. Les pochettes des admissions arrivent au compte-goutte, l'une d'entre elles attire mon attention : « Madame B., 23 ans, éruption cutanée depuis 3 jours, fatigue. Température à 38°. » Je franchis le sas des urgences pour aller chercher cette patiente dans la salle d'attente. Je n'eus point de mal à la deviner parmi les quelques personnes qui étaient là, attendant sagement leur tour.

— Madame B ?

— Oui c'est moi ! fit-elle d'une voix un peu enrouée.

— Vous venez avec moi… Par ici.

— Merci ! dit-elle en s'asseyant sur le rebord du brancard.

— Que vous arrive-t-il, Madame ? demandais-je en jetant un coup d'œil sur les constantes.

— Eh bien, voilà. Depuis lundi, je suis couverte de boutons, et en plus ça me gratte terriblement. Je ne sais pas ce que c'est, mais j'en ai partout !

— Faites voir… dis-je en m'étonnant de cette voix éraillée.

— Voyez ! Là, sur le corps, les jambes… Et puis même sur mon visage. Il est tout rouge et il a gonflé !

— Oui, je vois. Vous êtes allergique à des substances particulières ? Vous prenez des médicaments ?

— Non, rien. Je prends juste un antibiotique que mon médecin m'a prescrit vendredi dernier parce que j'avais une forte angine et de la fièvre. Du reste ce n'est pas fini…

— C'est quoi comme antibiotique ?

— De l'amoxicilline, répondit-elle en me montrant un blister qui était bien entamé.

— Et vous en aviez déjà pris ? Vous avez déjà fait des allergies ?

— Non, jamais. J'en ai déjà eu pour des angines… avant, mais ça se passait très bien !

— Vous permettez que je regarde un peu votre gorge ? demandais-je en préparant un abaisse-langue et en allumant la torche de mon portable.

La jeune femme tira la langue. Je posais doucement le bâtonnet sur celle-ci en éclairant du mieux que je pouvais son pharynx, tentant d'y apercevoir les amygdales cachées de part et d'autre du voile du palais. En réalité, celles-ci étaient très faciles à examiner tant elles étaient inflammatoires et recouvertes de membranes blanches et grises. Je me mis à palper les aires ganglionnaires de son cou. Plusieurs gros ganglions roulaient en chapelet sous mes doigts.

— Dites-moi, vous devez avoir du mal à avaler avec une pareille angine ! lui fis-je remarquer en griffonnant quelques notes sur l'observation.

— M'en parlez pas. Je ne peux plus rien manger ! répondit-elle en se raclant la gorge.

— Cela a commencé quand votre angine ?

— Il y a un peu plus d'une semaine. De la fièvre, des frissons… Je suis très fatiguée. Et les antibiotiques ne me font aucun effet ! se désola-t-elle.

— Et pour cause… Je pense que ce n'est pas une angine, mais sans doute une mononucléose infectieuse. Et si c'est cela, ça explique les boutons avec l'antibiotique. On va vous faire une prise de sang, on va regarder vos globules blancs et on va en profiter pour vous faire un test de dépistage du virus responsable de cette infection.

— C'est grave ? questionna-t-elle un peu inquiète.

— Non. Mais il va falloir arrêter les antibiotiques, car c'est eux qui, en interagissant avec le virus, donnent ce type de rash cutané. C'est assez classique. On fait les examens, et je vous revois après, d'accord ?

La jeune femme hocha la tête.

Une heure plus tard, ma présomption était confirmée : il y avait à la numération formule sanguine une polynucléose avec une monocytose typique de la mononucléose infectieuse (MNI), la CRP était élevée, et le MNI test revint enfin positif.

La prescription un peu hâtive d'amoxicilline sur une angine apparemment « blanche » sans faire de test diagnostic (TROD) conduit parfois à ce type de situation. Au mieux c'est une antibiothérapie inefficace et inutile, au pire elle provoque des réactions cutanées qui peuvent être impressionnantes. C'est le cas en particulier avec la MNI. Pour des raisons qui ne sont pas tout à fait claires, le virus d'Epstein-Barr (EBV) responsable de cette maladie assez contagieuse (on l'appelle « la maladie du baiser ») interagit avec une famille bien particulière des bêta-lactamines, l'amoxicilline, et peut provoquer ce type de réactions cutanées. Cette interaction secondaire devient alors un élément évocateur du diagnostic initial. Le traitement consiste avant tout à arrêter l'antibiotique, la MNI guérissant spontanément sans autre médicament que du paracétamol et des soins locaux en quelques semaines.

Le cas de cette patiente est une illustration de ce théorème médical selon lequel la peau « malade » est en règle générale une réaction à quelque chose de « systémique » ou « d'exogène » : une allergie, un désordre immunitaire, une surexposition aux UV, une maladie métabolique, ou organique… Elle est, à cet égard, un indice important dans la démarche diagnostique, y compris aux urgences. Si parfois les lésions sont évocatrices, soit du fait de leur typicité ou comme pour cette jeune femme du fait du contexte, le diagnostic dermatologique n'est pas toujours simple. Le recours au dermatologue est souvent nécessaire. Et c'est là que le bât blesse.

Les délais d'obtention d'un rendez-vous en dermatologie sont en effet parmi les plus longs. Au niveau national, le délai moyen se situe autour de 95 jours (données de la CCAM, 2023). Ils sont raccourcis dans certains départements particulièrement bien dotés en dermatologues, comme le Rhône, le Nord, les Bouches-du-Rhône et Paris qui affichent plus de 100 dermatologues pour 100 000 habitants. Néanmoins, dans de nombreuses régions, ils sont, comme d'autres spécialités, en nombre insuffisant. À la pénurie de dermatologues, s'ajoutent des changements sociétaux comme la féminisation de la discipline, l'aspiration à un meilleur équilibre vie personnelle/professionnelle, mais aussi des changements de pratique comme la demande croissante de soins esthétiques. À cet égard, la différence substantielle entre les délais de rendez-vous de consultations esthétiques et ceux de dermatologie conventionnelle a fait récemment l'objet de nombreuses critiques. De même, il est souvent suggéré que les dermatologues récemment installés travaillent moins que leurs aînés, ce qui d'après les mêmes sources de la CCAM, ne semble pas être le cas. Entre 2014 et 2022, le nombre absolu de consultations de dermatologie médicale CS et APC (anciennement C2), représentant plus de 90 % des actes recensés, est passé de 7,2 millions à 5 millions (−31 %). Cette baisse s'explique par une diminution du nombre de dermatologues, passant de 3 135 à 2 441 (−22,1 %), ainsi que par une diminution du nombre de consultations annuelles par praticien (2 052 vs 2 290 ; −10,4 %). Cette baisse semble équitablement répartie entre les tranches d'âge de praticiens, battant ainsi en brèche l'idée selon laquelle la « jeune génération de médecins » travaillerait moins. En réalité, l'accès au dermatologue est confronté aux mêmes difficultés que l'accès à d'autres spécialités. La première, et de loin la plus commune, est l'hétérogénéité de la dotation des régions en nombre de spécialistes par habitant. Le sujet de la « désertification médicale » n'est pas, et de loin, qu'un sujet d'accès aux soins de médecine générale. Comme pour la cardiologie, la gastroentérologie, ou l'ophtalmologie, l'attractivité des régions et leur densité de population restent un des premiers facteurs de choix d'installation. Le deuxième élément est, là aussi comme pour de nombreuses spécialités (l'ophtalmologie en particulier), la demande croissante de consultations liée elle-même à l'augmentation de l'incidence des pathologies dermatologiques et au succès, hélas encore relatif, des campagnes de prévention et de dépistage, notamment celui du mélanome. Enfin, plus controversé est le nombre de praticiens dermatologues qui consacrent une part non négligeable de leur activité aux soins esthétiques (injections de botox, d'acide hyaluronique, soins au laser, etc.). Cette activité peut représenter, en particulier dans certains cabinets de grandes villes, une proportion de soins allant jusqu'à 30-50 %. Mais ramenée à la moyenne France, et d'après le syndicat des dermatologues, elle n'excéderait pas 10 %, ce qui est un chiffre un peu en trompe-l'œil. Or il est évident que l'une et l'autre de ces deux activités ne peuvent coexister au cours de la même journée de consultation, pour diverses raisons liées à l'équipement, au temps de prise en charge, mais aussi au « savoir-faire ». Si bien que, dans la réalité, bon nombre d'entre nous, moi compris, ont déjà fait l'expérience de cette double question à un ami : « Tu ne connaîtrais pas un bon dermatologue ? » et « En combien de temps a-t-on un rendez-vous ? » Et encore, quand il accepte de prendre de nouveaux patients !

15 — Le Samu… Bien sûr !

« Pin-pon : interjection — Onomatopée qui exprime le bruit des avertisseurs à deux tons des voitures de pompier. »

Dictionnaire Le Robert, Édition 2024

Il y a quelque chose de spectaculaire dans les interventions du Samu. Cela tient-il au ballet des secours ou au drame qui se joue à leur arrivée, ou aux deux, quoi qu'il en soit, à en juger les attroupements fréquents autour du blessé ou du malade, en particulier sur la voie publique, les interventions du Samu sont toujours spectaculaires au sens propre du terme. Lorsque j'étais étudiant en médecine et que je préparais l'internat, nous avions à l'époque des « conférences » prodiguées par des professeurs de médecine au pedigree impressionnant, auxquelles nous nous rendions, en général le soir, pour nous aider à potasser nos « questions d'internat », c'était le terme usité, qui étaient en réalité la liste des sujets susceptibles de tomber au concours. À l'époque, il fallait être capable de disserter une heure et demie durant sur un sujet de biologie, de médecine, de chirurgie ou d'anatomie, en déroulant l'ensemble des connaissances afférant à la question posée : signes, diagnostic, diagnostics différentiels, traitements… Une des conférences les plus prisées, sur les sujets de « chirurgie », était animée par deux jeunes chirurgiens cardiaques, devenus l'un et l'autre célèbres par la suite : Alain Deloche et Jean-Noël Fabiani. Alain Deloche était non seulement un excellent pédagogue, mais aussi une personnalité un peu fantasque, doué de talents d'acteur de cinéma, et capable de transformer ses cours en un véritable « one man show ». Si bien que l'on venait apprendre et réviser tout en assistant à une pièce de théâtre. Je me souviens notamment de sa façon de décrire l'intervention du Samu et la prise en charge de la question de chirurgie s'intitulant « plaie de l'abdomen ». Il jouait avec drôlerie l'intervention des urgentistes du Samu, qu'il appelait sarcastiquement « les cow-boys », en montant sur la table qui trônait en bas de l'amphi, et en se jetant sur le sol pour mimer la descente de ces derniers de leur camion. S'ensuivait un sketch mémorable où il déroulait étape par étape chaque élément clé de la prise en charge du blessé, non sans railler le côté comico-tragique de la situation. Les quelque 200 étudiants qui se battaient pour venir à ses conférences hurlaient de rire, applaudissaient, et en redemandaient. Nous étions dans le début des années quatre-vingt, et franchement, cela n'a pas tellement changé. Tout est rodé, bien orchestré dans une intervention du « 15 ». Mais la nécessité impérative d'aller vite, y compris dans la conduite du véhicule, de se répartir avec précision les tâches, de recueillir en très peu de temps les circonstances de l'accident traumatique ou médical, de gagner encore du temps en entreprenant les premiers gestes qui s'imposent, tout cela procure à la scène d'urgence un côté spectaculaire et dramatique impressionnant. Si bien que chaque détail prend une importance considérable dans le déroulé de cette pièce en un acte. Cela commence par les sirènes hurlantes dans les rues de Paris.

C'est un des 700 000 appels par an au « 15 » qui, ce jour-là, déclenche un peu d'agitation parmi les équipes de régulation du Samu de Paris.

— Allô ? Le Samu ?

— Ici le 15, je suis l'assistant de régulation, je vous écoute.

— Venez vite, c'est mon papa, il ne se sent pas bien.

— Avant tout, confirmez-moi le numéro de téléphone que je puisse vous rappeler en cas de coupure ainsi que l'adresse où vous êtes avec votre père…

L'assistant du 15 nota les précieux renseignements sur sa fiche de régulation.

— Maintenant, dites-moi ce qui se passe.

— C'est mon père, il a fait un malaise et il a mal dans la poitrine.

— Est-il conscient ? Peut-il parler ?

— Oui, mais il a très mal.

— Il n'a pas eu de choc sur la poitrine ?

— Non

— Quel âge a-t-il ?

— 70 ans

— Est-il suivi pour quelque chose ? Prend-il un traitement.

— Pour la tension je crois… mais je ne sais pas ce que c'est…

— Bien, allongez votre père et rapprochez le téléphone de lui. Je vais vous passer le médecin régulateur.

Le médecin régulateur prit le relais en quelques secondes et fit préciser au patient la nature exacte de la douleur thoracique ainsi que les circonstances dans lesquelles elle était survenue. Celle-ci avait toutes les apparences d'une douleur angineuse, c'est-à-dire d'une douleur telle qu'on peut les observer lors des souffrances coronariennes, et en particulier les plus sévères d'entre elles susceptibles d'être responsables d'un infarctus du myocarde. L'homme avait décrit au téléphone, non sans quelque peine, sa douleur comme précordiale, constrictive et irradiant dans le bras gauche, tandis qu'il se plaignait d'étourdissements et de nausées. Il fallait faire vite. L'appel de son fils avait été réceptionné à 22 h 7, et le médecin régulateur décida d'envoyer l'équipe moins de 5 minutes après. Le camion blanc et jaune frappé du sigle du « Samu 75 » s'était extrait du parking de l'hôpital Necker-Enfants malades et filait maintenant dans les rues de Paris. Toutes sirènes hurlantes, il s'engouffra dans la rue de Sèvres pour prendre la rue Lecourbe en ignorant le feu rouge du boulevard Pasteur. Les écarts produits par l'ambulancier à grands coups de volant firent ballotter le médecin, l'infirmière et l'interne assis en rang d'oignon. L'ambulance suivait scrupuleusement les indications du GPS qui lui suggérait de prendre à droite dans la rue Mademoiselle pour atteindre au plus vite la rue de l'Abbé-Groult d'où l'appel était issu. Cette rue étroite du 15e arrondissement se trouva soudainement obstruée par un taxi qui s'était arrêté pour prendre en charge quelques clients qui en avaient passé commande. L'ambulancier anticipa la situation dès qu'il vit les feux arrière et les warnings de la berline noirs s'allumer. Il actionna à nouveau son « deux tons » et fit quelques appels de phares :

— Allez, allez… Bouge, bouge ! hurla-t-il dans la cabine.

Il klaxonna à nouveau. Le chauffeur du taxi, mit quelques secondes à se décider de se ranger un peu plus loin, sur une livraison elle-même encombrée de poubelles. Lorsque le camion du Samu arriva à destination, il n'avait pas d'autre choix que de se mettre en double file, la rue étant d'un côté interdite au stationnement, et de l'autre occupée par une piste cyclable. La politique de la ville de Paris rend la circulation et le stationnement des véhicules difficiles, y compris ceux des secours. L'équipe descendit du camion. Leurs tenues blanches siglées « Samu 75 » ornées de bandes réfléchissantes jaunes luisaient dans la lumière des phares. La façade de l'immeuble servait d'écran improvisé à la projection stroboscopique de l'éclat bleu du gyrophare.

Quelques badauds s'étaient penchés à leur fenêtre pour scruter la scène d'intervention. Certains d'entre eux s'interrogeaient d'un balcon à l'autre : « C'est dans notre immeuble vous croyez ? » Et la voisine, en robe de chambre de répondre avec assurance : « Non, pensez-vous, c'est certainement la petite dame qui habite en face, c'est déjà arrivé qu'elle les appelle… » Étrange déduction que celle d'un voisinage ignorant, de penser que ce qui se produit ne peut être que la résultante de ce qui s'est déjà produit. Fatuité du voisin qui détient une information, qui « sait », qui peut renseigner les autres puisqu'il est le grand témoin de la rue, encore plus espiègle que la plus zélée des gardiennes d'immeubles du quartier ! Pour peu, elle prendrait bien une photo avec son smartphone… Dans le silence de la nuit tombante, l'équipe s'agita autour du véhicule. Les portes arrière grincèrent et plusieurs bruits secs et métalliques rythmèrent la sortie des roues du brancard. Tandis que l'ambulancier tapait le code de l'immeuble en consultant sa fiche, le médecin urgentiste endossa avec difficulté le sac à dos contenant l'ensemble du matériel de réanimation et dont le poids avoisine celui d'un âne mort. L'interne referma la portière du camion après en avoir extrait la bouteille d'oxygène. Tout ce petit monde s'engouffra aussitôt dans le hall de l'immeuble, laissant leur « monture » au beau milieu de la chaussée attendre patiemment le retour de ses valeureux cavaliers. Dans la cage d'escalier, le bruit des pas se fit entendre, pressant, de plus en plus net au fur et à mesure qu'ils s'approchaient du 3e étage. Sur le palier, un jeune homme d'une trentaine d'années guettait les secouristes :

— Bonjour, Monsieur, je suis le médecin du Samu. Où est-il votre papa ?

— Par ici, suivez-moi. Je l'ai allongé sur son lit dans sa chambre. Il ne va pas très bien, vous savez…

— Bonjour Monsieur ! fit à nouveau le médecin en entrant dans la chambre

Le patient tenta de se redresser un peu sur son oreiller, fit un râle de douleur puis salua de la tête les femmes et les hommes en blanc qui envahissaient soudain sa chambre, peinant à y installer leur matériel tant elle était exiguë : de part et d'autre du lit, il y avait deux petites tables de nuit en merisier, et sur l'une d'entre elles reposait une lampe en laiton couverte d'un abat-jour écru, tandis que sur l'autre s'entreposaient pêle-mêle, une bouteille d'eau d'Évian à moitié entamée, un livre de poche, une paire de lunettes, et un pilulier dont le médecin se saisit immédiatement afin de noter les traitements que prenait le patient. Le sol était recouvert d'une moquette bleu ciel, qui jurait un peu avec les rideaux de la fenêtre dont le bleu, quant à lui, était indéfinissable. De part et d'autre de cette étroite fenêtre se trouvaient, à gauche, une penderie aux battants entrouverts, et à droite un secrétaire qui faisait office de bureau, et sur lequel s'entassaient courriers, enveloppes, papiers à remplir, et prospectus en tout genre, bref, tout le contenu de deux ou trois semaines de boîte à lettres, non lu et non traité. La chambre était empreinte d'une certaine tristesse, ou plutôt, elle respirait la solitude. Il n'y avait pas de vie double dans ce vieil appartement, cela se voyait au premier coup d'œil. Jérémy, le médecin du Samu s'en fit la réflexion secrètement. Tandis qu'il s'assit sur le bord du lit, l'infirmière posait les stickers des électrodes sur la poitrine dénudée du patient. Quelques secondes plus tard, le papier rose de l'ECG commençait à dérouler son verdict. Jérémy arracha le papier de l'appareil, et tout en y jetant un coup d'œil, il s'adressa au malade :

— Vous avez mal depuis quand, Monsieur ?

— Cela fait bien deux heures, répondit-il.

— Vous avez mal où exactement ?

Le patient montra du plat de la main son sternum. Il précisa en grimaçant :

— Ici. Cela me serre. Et ça va dans le bras, à gauche…

— C'est survenu au repos ou à l'effort ?

— Au repos. J'étais tranquillement en train de regarder la télévision, et tout à coup…

— C'est la première fois que ça vous arrive ?

— Oui.

— Et ça, ce sont les médicaments que vous prenez pour votre hypertension ?

— Oui c'est cela.

— Et rien d'autre à part cela ?

— Si, je prends aussi ce médicament pour le cholestérol, fit-il en montrant une boîte d'atorvastatine 20 mg qui était coincée sous un livre.

— Bien. On va vous faire tout de suite un test pour voir si vos enzymes cardiaques sont élevées, et puis on va vous emmener en urgence à l'hôpital. Votre électrocardiogramme indique que votre cœur est en train de souffrir…

— C'est un infarctus ? demanda son fils qui était resté dans l'entre-pièce.

— Un début, oui. C'est pour cela qu'on l'emmène tout de suite.

Le temps de ce court échange et d'un rapide examen clinique, l'homme était prélevé, scopé, une voie veineuse posée, et la civière, posée à côté du lit par le brancardier, prête à le recevoir. Le protocole mis en place, Jérémy s'adressa à l'équipe :

— Allez, on y va !

— Vous l'emmenez où ? demanda le fils.

— À Georges-Pompidou.

— Je pourrais l'accompagner ?

— Vous pouvez le retrouver là-bas, oui. Mais je ne peux pas vous emmener avec nous dans le camion.

Le brancardier replia les roues de la civière, comme on rentre un train d'atterrissage, afin de permettre la descente des escaliers, qui s'avérait délicate tant il était raide et tournoyant.

Dehors, quelques badauds scrutaient la porte de l'immeuble, afin de tenter d'apercevoir la victime, et si possible d'en déduire son identité. Le bouche-à-oreille ferait le reste. Une petite citadine attendait impatiemment derrière le camion du Samu que ce dernier libère le passage. Son conducteur, un homme d'une vingtaine d'années chaussé d'une casquette à l'effigie d'une célèbre marque, ne put s'empêcher de baisser sa vitre et de s'exclamer à l'adresse des hommes en blanc :

— Eh bien, ce n'est pas trop tôt. Ça fait bien une demi-heure que j'attends ! allongeant la durée de 10 bonnes minutes.

Jérémy visa le jeune homme d'un œil noir, tandis que les portes du camion claquaient en se refermant sur l'équipe, installée aux côtés du patient. Une femme qui regardait la scène haussa les épaules en faisant mine de déplorer la remarque déplacée du conducteur. Il se reprit, un peu gêné, en aggravant son cas :

— C'est vrai. Ça fait une bonne demi-heure. Je travaille moi…

L'interne regarda Jérémy et lui demanda :

— Ça arrive souvent d'avoir affaire à des crétins pareils ? en désignant l'automobiliste du pouce de sa main.

— Bah, c'est notre quotidien. On n'y prête même plus attention. Et encore, nous à Paris on a de la chance, on ne se fait pas caillasser comme c'est parfois le cas dans certaines banlieues…

— Sérieux ?

— Plus les pompiers que nous, mais ça arrive, oui…

Le camion démarra en enclenchant sa sirène. La perfusion du patient ballottait de droite à gauche au gré des virages, et Jérémy s'assura du confort du patient :

— Ça va, Monsieur ? Vous avez toujours mal ?

— J'ai un peu moins mal.

Ce sont les médicaments qui font de l'effet. On va vous réexaminer aux urgences, vous faire un nouvel électrocardiogramme et une échographie. Ensuite les cardiologues vont vous prendre en charge. Vous aurez sans doute un autre examen pour voir vos artères du cœur.

— Ah ? Oui, c'est une conoro… conaro…

— Coronarographie !

— C'est cela. Bon. Heureusement que vous êtes là !

— Ne vous inquiétez pas. Ça va bien se passer.

C'est une étrange sensation que de traverser Paris à bord d'un véhicule prioritaire. Tout d'abord, cela exige de son pilote un certain art de l'évitement et du dépassement. Le gyrophare et la sirène deux tons n'y suffisent pas : les intersections où s'entremêlent les automobilistes agacés, les pistes de vélo qui réduisent la chaussée de moitié comme c'est le cas rue de Rivoli, les voies expresses sur berges condamnées, font que la plus hurlante des ambulances mettra toujours un certain temps pour atteindre sa destination. Si bien qu'il faut parfois ruser, emprunter une rue de traverse pour éviter un carrefour, faire preuve d'opportunisme en déboîtant à la vue d'un bouchon pour s'enfiler dans la voie de bus, ou encore prendre quelques risques en grillant les feux non sans avoir jeté un rapide coup d'œil à droite et à gauche. Brimbalée dans le camion, l'équipe soignante s'attachait à assurer le confort du malade tout en continuant à lui prodiguer les soins nécessaires. Là aussi, bien que ce soit généralement fait avant d'embarquer, un geste technique sur un patient dans un véhicule lancé à près de 80 km/h dans les rues de la capitale nécessite de la part du médecin ou de l'infirmier, une certaine habitude.

— Ça va, Monsieur ? On est bientôt arrivé !

L'estafette filait maintenant à plus de 60 km/h sur les quais et s'engouffra dans le tunnel qui mène au pont du Garigliano. Les néons jaunes qui éclairent le souterrain se fondaient dans les lasers bleus du gyro. Après avoir grillé à nouveau deux feux rouges, l'ambulance entra dans la rue du Professeur-Florian-Delbarre, pour tourner enfin à gauche vers la rampe qui mène au sas des urgences de l'hôpital Georges-Pompidou. Elle se gara en épi face à l'entrée. Les deux battants arrière du camion s'ouvrirent pour en extraire le patient enveloppé dans son matelas à air rouge et jaune. « Clac » de la porte gauche, puis « clac » de celle de droite, sortie du train d'atterrissage et roulage direct jusqu'à la salle de « déchoc », les formalités administratives étant faites en pareilles circonstances en avance de phase par la régulation qui avertit systématiquement les urgences de l'arrivée d'un Samu. Les hommes en blanc croisèrent alors les hommes en vert.

Hôpital Georges-Pompidou, Paris, septembre 2025

À l'arrivée du Samu dans le couloir qui mène au « déchoc 1 » j'interromps la rédaction du dossier d'un patient que je venais d'examiner. Jérémy entre dans le bureau des médecins en tenant une tablette à la main sur laquelle étaient pincées plusieurs feuilles d'annotation ainsi que le tracé de l'électrocardiogramme qu'il avait fait au domicile du patient ;

— Salut ! C'est un homme de 70 ans. Douleur « tho » depuis plus de trois heures. Électro qui montre un sous-décalage ST et une onde T négative en antérolatéral. « Tropo » dans le camion à 64. Apparemment premier épisode. Pas d'antécédents particuliers en dehors d'une HTA traitée par irbesartan. Constantes stables, pas de signes d'IVG. Aspirine morphine. Voilà.

Il y a quelque chose d'ultra-synthétique dans les transmissions des samutards. Une sorte de message codé envoyé d'un navire en pleine tempête : « Ici le camion, infarctus en urgence, à vous ! » Pourtant, tout cela se passe dans un calme étrange qui en ferait presque oublier le caractère souvent dramatique des situations qu'ils prennent en charge. En quelques minutes, nous avions scopé le patient, mis en route un bilan biologique complet avec une titration de la troponine (enzyme cardiaque qui s'élève en cas de souffrance myocardique), et appelé les collègues cardiologues afin d'accélérer la prise en charge de ce qui était, de toute évidence, un début d'infarctus.

— Bonjour, Monsieur, je suis le médecin qui va s'occuper de vous. Comment ça va ?

— J'ai moins mal, mais je me sens un peu oppressé.

— Vous pouvez vous asseoir une seconde que j'ausculte vos poumons ? Respirez calmement par la bouche.

Il n'y avait, en effet, aucun signe pulmonaire d'insuffisance ventriculaire gauche.

— On va vous faire une échographie cardiaque pour voir comment bat votre cœur.

— Bien. Vous croyez que c'est grave ?

— Vous faites sûrement un début d'infarctus. On va attendre les résultats biologiques, et les cardiologues vont s'occuper de vous.

L'échographie montrait une bonne cinétique du ventricule gauche, ce qui était plutôt rassurant. Un peu plus tard, les résultats biologiques de ce patient confirmèrent la souffrance myocardique. J'en fis la transmission au cardiologue d'astreinte. Le malade monta directement en salle de coronarographie pour localiser l'obstruction coronaire. Il reçut dans le même temps opératoire, la pose de deux stents, l'un sur une branche de l'interventriculaire antérieure, l'autre sur une branche de l'artère circonflexe.

Le patient sortit après deux jours d'observation avec un traitement anticoagulant.

Ce malade doit indéniablement la qualité et la rapidité de sa prise en charge à l'intervention du SMUR. De ce point de vue, on peut se féliciter d'avoir, en France, un système d'intervention mobile de ce type, et des médecins urgentistes d'un très grand professionnalisme. J'ai, à cet égard, un infini respect pour celles et ceux qui prennent des « gardes de Samu » ou qui exercent le métier de « médecin militaire » chez les pompiers secouristes. Au-delà du stress et de la fatigue que procurent ces interventions, le métier d'urgentiste au Samu est sensiblement différent de celui pratiqué aux urgences dans la mesure où, primo, il faut faire très vite, et secundo, intervenir avec des moyens diagnostiques et thérapeutiques somme toute assez limités comparés à ceux dont nous disposons aux urgences, même si la miniaturisation des outils d'investigation a considérablement modifié la qualité de la prise en charge des patients. Si bien que bon nombre de « samutards » sont d'excellents médecins, doués d'un sens clinique et sémiologique tout à fait singulier. De surcroît ils sont polyvalents et savent à peu près tout faire en matière d'intervention : masser, intuber, cathétériser, immobiliser un polytraumatisé, poser des sondes, etc. Tout juste les plus sensibles d'entre eux avouent-ils parfois quelques nausées durant le transport, en particulier lorsqu'il se fait en hélico où le roulis peut être franchement désagréable.

Le service d'aide médicale urgente (Samu), du moins son principe, est une création issue de la nécessité d'organiser, dès 1956, le transport inter-hôpitaux de patients sous assistance respiratoire, par suite d'une vague de poliomyélite qui sévissait dans le pays. À l'époque, son créateur, le Pr Maurice Cara de l'hôpital Necker à Paris, avait imaginé équiper une ambulance estafette de l'ensemble des appareils de réanimation nécessaires au transport de ces patients critiques, et d'en assurer l'assistance par un médecin-ambulancier. Dans les années suivantes sont créées plusieurs autres équipes médicalisées hospitalières mobiles (unités mobiles hospitalières, UMH, ou unités de traitement intensif mobiles, UTIM), capables d'intervenir aussi bien dans les cas de détresse grave à l'extérieur de l'hôpital que d'effectuer des transferts interhospitaliers dans les hôpitaux d'autres capitales régionales. C'est en 1965 qu'un médecin anesthésiste-réanimateur de Montpellier, Louis Serre, réfléchit à la systématisation d'un service médical d'urgence et de réanimation (SMUR) hospitalier, capable d'intervenir sur la voie publique ou au domicile des patients pour leur porter secours à l'aide d'une ambulance entièrement équipée et transportant à son bord une équipe de réanimation. Le 1er mai 1967, un appel arrive au 72.00.00 pour signaler un accident de la voie publique à Montpellier. Quelques instants plus tard, l'ambulance du SMUR de l'Hérault quitte le centre hospitalier Saint-Éloi et se rend sur place avec un médecin à bord. Cet événement qui passa presque inaperçu constitua en réalité un fait historique : pour la première fois, une intervention de secours « médicalisée » répond à un appel reçu sur un numéro de téléphone spécialement dédié. Le principe du Samu était né. Ce premier Samu (pas encore appelé Samu 31, puisqu'unique) est reconnu officiellement par la loi du 19 juillet 1972, imposant un médecin anesthésiste-réanimateur à sa tête (Christian Virenque en 1972), mais il faudra attendre 1979 pour que le Samu reçoive directement les appels du public. Simone Veil met alors en place les « Centres 15 » départementaux dont la première mise en service est faite le 27 mai 1980 à Troyes. L'adoption de la loi nº 86-11 du 6 janvier 1986, défendue par le député Louis Lareng, étend le principe du Samu aux autres départements français et les dote du numéro d'appel unique, gratuit, départementalisé et accessible à tous : le 15. Ainsi s'institua le Samu, connu aussi comme le « 15 », devenu aujourd'hui le numéro unique de Service d'accès aux soins (SAS) intégrant le centre de régulation médico-sanitaire des urgences, et ce pour chaque région sanitaire de l'hexagone. Son objectif est, grâce à un centre régulateur médicalisé, d'orienter les patients vers la meilleure prise en charge de leur état de santé en fonction de l'urgence et de la gravité de la situation. Il permet en outre de répondre à toute demande d'aide médicale d'urgence (dans la rue, à domicile, sur un lieu de travail, etc.) aux victimes d'accidents ou d'affections soudaines en état critique. C'est au médecin régulateur qu'appartient la décision de dépêcher sur place un service mobile d'urgences et de réanimation (SMUR) après avoir évalué la sévérité du patient sur les données recueillies lors de l'appel au 15. L'acronyme Samu est aujourd'hui passé dans le langage courant, mais il doit être réservé aux centres de régulation médicale même si on l'inscrit au-dessous de « l'étoile de vie » (étoile à six branches, ornée du bâton d'Asclépios — caducée des médecins) sur les ambulances qu'il régule. D'après un rapport de la DRESS (Direction de la recherche, des études, de l'évaluation et des statistiques) publié en janvier 2025, en 2022, 20,7 millions de dossiers de régulation ont été enregistrés par le Centre 15, soit 48 % de plus qu'en 2014 (14 millions). Un dossier de régulation est ouvert à chaque appel décroché en rapport avec un problème médical, médico-social ou sanitaire. Le taux de recours au Samu, défini comme le rapport entre le nombre annuel de dossiers de régulation et la population, est en progression continue, de 21 % en 2014 à 31 % en 2022. D'après de premières estimations, il se stabiliserait en 2024. Accentuée par la crise sanitaire en 2020, la hausse du recours au Samu s'est poursuivie en 2022 avec la régulation accrue de l'accès aux urgences issue des « mesures Braun » — du nom du médecin et ancien ministre ayant piloté la mission flash sur les urgences et les soins non programmés de juin 2022. Ces mesures ont notamment accentué l'écart de recours entre le Centre 15 et les urgences. Les disparités départementales de taux de recours, bien qu'importantes, n'ont pas été notablement affectées par ces deux facteurs. En revanche, la contribution des médecins libéraux à la gestion des appels au Samu a nettement augmenté. Inégale selon les départements, celle-ci est passée de 33 % en 2018 à 40 % en 2022. Cette tendance s'est accélérée en 2020, puis en 2022, dans un contexte de besoin croissant de régulation médicale, alors que les mesures Braun recommandaient la revalorisation de la rémunération de ces professionnels.

Aujourd'hui le « SAS » qui passe par le 15 a largement fait la preuve de son efficacité sur l'orientation aux soins de nos concitoyens qui recourent à un service d'urgence. En dépit de quelques événements malheureux qui ont défrayé la chronique (à l'instar du décès de Naomi Musenga, fin 2017, à la suite d'un défaut de prise en charge par l'opératrice du Samu de Strasbourg), les opérateurs « de premier niveau », et les « médecins régulateurs » qui prennent le relais respectent un protocole extrêmement rigoureux dans l'interrogatoire qu'ils délivrent au patient. Si bien que l'évaluation (et ce ne peut être qu'une évaluation) du degré d'urgence de la situation relatée par le patient, le blessé ou son entourage correspond, dans l'immense majorité des cas, à la réalité. Nous avons du reste, à l'accueil des urgences (qui est aussi une sorte de régulation assurée par une Infirmière d'accueil et d'orientation [IAO] et/ou un Médecin d'accueil et d'orientation [MAO]) le même principe de prise en charge avec un protocole de « débrouillage » visant soit à réorienter le patient vers un médecin de ville lorsque cela ne relève pas des urgences, soit à l'orienter vers le circuit court (celui des petites urgences sans mise en jeu potentielle du pronostic vital), soit, pour les urgences les plus sévères (y compris réanimatoires), vers le circuit long. Ainsi que le relevait le rapport de la DRESS, la diminution drastique des médecins de ville pratiquant des « astreintes » en dehors des heures ouvrées ou des « visites à domicile » depuis les années 2010 et la crise sanitaire du Covid en 2020 ont considérablement impacté le recours au SAS via le 15, et ce, quel que soit le degré de sévérité des situations sanitaires. Dans un certain sens, le SAS a permis de fluidifier la prise en charge des urgences (qu'elles soient réelles ou ressenties comme telles), mais on ne peut nier que le recours parfois excessif au 15 ou aux urgences hospitalières parasite la prise en charge de malades dont l'accès à des soins urgents est indiscutable. Certains patients l'ont bien compris, et ont tendance parfois (c'est loin d'être la règle) à amplifier la nature de leurs symptômes pour s'assurer de leur prise en charge rapide. De mon expérience à Georges-Pompidou, sur ces deux dernières années, le nombre de patients vus aux urgences pour des consultations qui ne relevaient définitivement pas de ce type de prise en charge est relativement limité, ce qui témoigne de l'efficacité de l'accueil par les IAO/MAO. Sans avoir pu faire une évaluation statistique sérieuse, je l'évalue à moins de 15 % du flux patient. Quoi qu'il en soit, il est toujours difficile de faire la part entre l'urgence « ressentie par le patient », en particulier en cas de pathologie douloureuse, et la réalité sémiologique telle que nous pouvons l'évaluer après un examen clinique minutieux. En revanche, ce qui est franchement agaçant, c'est de voir arriver des patients se plaignant de symptômes depuis plusieurs jours, voire plusieurs semaines, et qui viennent aux urgences au prétexte (parfois authentique) qu'ils ne sont pas arrivés à trouver un médecin en ville pour les examiner. De ce point de vue, on ne peut pas nier que la désertification médicale (qui existe y compris dans des grandes villes comme Paris) invite les patients, de guerre lasse, à consulter aux urgences considérant celles-ci comme une sorte de permanence de soins à laquelle ils ont droit. Si ce type de situations est préjudiciable à la fluidité des urgences, il faut néanmoins reconnaître qu'elles participent de façon minime à l'engorgement des services en comparaison, par exemple, des délais incommensurables d'hospitalisation pour les personnes âgées que nous accueillons pour des pathologies souvent lourdes et complexes. Le dernier exemple que je pourrais qualifier « d'abusif » de consultation aux urgences était une femme de nationalité américaine qui s'était présentée pour se faire retirer des fils de suture. Magnanime, je les lui ai retirés. C'était mon jour de bonté !

16 — Les pleurs du mal

« Sois sage, ô ma douleur, et tiens-toi plus tranquille ! »
Charles Baudelaire, *Recueillement*

La douleur est le symptôme qui se trouve être le plus souvent au premier plan des motifs de consultations aux urgences. Selon la définition officielle de l'association internationale pour l'étude de la douleur (IASP), « la douleur est une expérience sensorielle et émotionnelle désagréable associée à une lésion tissulaire réelle ou potentielle ou décrite dans ces termes ». Dit comme cela, on a du mal à se figurer tous les mécanismes qui sont mis en jeu dès lors qu'on la ressent. Ce qui est exprimé le plus souvent par la formule laconique « j'ai mal » est en réalité la conséquence d'une succession de signaux qui sont émis à partir du point de souffrance à destination de notre cerveau qui en fait une interprétation sensorielle et cognitive. Si bien que malgré l'intensité plus ou moins grande du signal de départ, le ressenti peut en être variable d'un individu à un autre. De ce point de vue, la douleur n'est pas un symptôme normatif, et sa mesure sur une échelle de 1 à 10 n'a pas d'autre vocation que de se faire une idée de la tolérance que le patient en a. L'idée dans ce chapitre n'est pas de faire un cours sur la douleur, mais plutôt de partager avec vous la réalité de son expression, telle que nous la percevons en tant qu'urgentiste. Néanmoins, pour comprendre ce qui va suivre, il me semble indispensable de rappeler quelques notions physiologiques qui permettent de mieux comprendre ce qui se passe quand ce signal interne nous invite à écouter notre corps. Il existe schématiquement deux types de douleurs :

— les douleurs nociceptives, dues à l'excitation des nocicepteurs (récepteurs de la douleur) par un stimulus potentiellement délétère pour l'organisme. C'est par exemple le cas pour une agression de la peau (brûlures, coupures, traumatismes), d'un tissu profond (tendons, muscles, articulations), ou d'un organe interne viscéral (inflammation, tumeur, obstruction, agression physique, bactérienne, virale ou chimique, lésion vasculaire) tel que l'intestin, le foie, le cœur, les poumons, les reins, etc. Dans ce cas, à la suite d'une lésion des tissus périphériques, un excès d'influx douloureux est transmis par le système nociceptif qui, lui, reste intact. Ces stimuli peuvent être d'ordre thermique, mécanique et chimique. La soupe inflammatoire qu'ils forment est constituée de toutes les substances dites « proinflammatoires » relarguées par le tissu endommagé. Ces éléments stimulent les nocicepteurs de façon exacerbée. C'est la raison pour laquelle les anti-inflammatoires non stéroïdiens (AINS) et les corticoïdes sont souvent efficaces dans ce type de situation ; ils diminuent la formation d'éléments proalgiques comme les prostaglandines, et inhibent ainsi l'agrégation de cellules sanguines impliquées dans le processus inflammatoire. Ce processus peut entraîner initialement une hyperexcitabilité périphérique (sensibilisation périphérique) et in fine une sensibilisation centrale à l'origine d'une douleur chronique inflammatoire dont la sensibilité au traitement est par nature moins bonne.

— Les douleurs neuropathiques qui, elles, sont liées à un dysfonctionnement et/ou une lésion du système nerveux périphérique et/ou central. Dans le cas présent, c'est le système neuronal lui-même qui dysfonctionne et envoie, en quelque sorte, un signal « erroné ». La douleur neuropathique apparaît à la suite d'une lésion ou d'une inflammation d'éléments présents dans le système nerveux périphérique ou le système nerveux central. Si bien que son expression est assez différente des douleurs nociceptives classiques : ce sont entre autres, des paresthésies (sensation de fourmillement, d'engourdissement), des dysesthésies douloureuses (trouble de la sensibilité, notamment tactile), une hyperalgésie (surévaluation d'un stimulus normalement douloureux), ou encore une allodynie (douleur ressentie pour un stimulus normalement indolore). Les origines de cette douleur peuvent être traumatiques (hernie discale par exemple), toxiques (toxine, chimiothérapie, etc.) ou associées à une autre pathologie sous-jacente (diabète, sclérose en plaques, etc.). Malgré l'éventuelle réparation des tissus endommagés, la douleur neuropathique a tendance à perdurer et à se chroniciser du fait du dérèglement du signal sensitif intrinsèque au tissu nerveux. C'est pourquoi les douleurs neuropathiques deviennent, hélas, très souvent insupportables pour les patients qui présentent alors une réelle souffrance susceptible d'entraîner une dépression en l'absence de prise en charge.

Enfin, pour terminer ce bref exposé « scientifique », les médecins classent d'un point de vue sémiologique les douleurs en deux catégories :

— les douleurs aiguës, d'apparition souvent brutale, parfois intense, d'apparition récente — et les douleurs chroniques dont la durée se prolonge au-delà de six mois. Cela étant, ce qui caractérise le plus la douleur du point de vue du malade, c'est l'interprétation cognitive qu'il en fait (lieu de la douleur, cause, expression verbale, anxiété,) et la réaction sensorielle qui en découle (expression physique, intensité perçue, tolérance…). Si bien que ce que le rôle du médecin sera double : comprendre l'origine de la douleur et prendre en compte l'expression cognitive et sensorielle pour mieux la contrôler avec les différents antalgiques dont nous disposons, et dont la classification se fait en « paliers » en fonction de l'intensité de la douleur à traiter. À ce titre, si la douleur reste le premier mécanisme d'alarme et de défense de l'organisme, elle doit être aussi la première préoccupation des soignants dès l'admission des patients aux urgences, et ce pour deux raisons : la première, évidente, est de soulager le patient d'une sensation qui est par nature désagréable, mais aussi dans le but de pouvoir aborder l'examen clinique et les investigations qui s'ensuivent dans de meilleures conditions. C'est pour cette raison que dès l'accueil (IAO/MAO), il est systématiquement proposé au patient l'administration d'un antalgique dont le choix se fera essentiellement sur l'intensité de la douleur perçue par le patient, sans préjuger de sa cause.

Quoi qu'il en soit, pour le médecin, la perception de la douleur ressentie par le patient est extrêmement difficile, et il est parfois plus facile de la jauger par son expression sensorielle au cours de l'examen clinique que par la verbalisation du malade dont l'anxiété peut démultiplier, je dirais presque à l'infini, la dramaturgie avec laquelle elle sera émise. Ainsi n'est-il pas rare, même en utilisant un dolorimètre (échelle de 1 à 10 de l'expression de la douleur) de constater non seulement une « surcote » de la valeur choisie par rapport à la réalité du traumatisme constaté, mais aussi une relative variabilité de cette valeur en fonction du contexte pendant lequel se fait la mesure. C'est la raison pour laquelle il me paraît toujours recommandable de tester à nouveau la douleur, une fois le patient rassuré par la prise en charge de sa pathologie et le contact bienveillant qu'on se doit d'avoir avant de l'examiner.

Si la prise en charge de la douleur est devenue une priorité de santé publique dès le XXe siècle, elle occupait déjà une place importante dans la Grèce antique, berceau de nos valeurs, de notre culture et de la médecine moderne. Par la place prédominante de la spiritualité et des guerres à cette époque, par l'avènement de la philosophie ensuite, la notion de souffrance a été intégrée à la fois dans les progrès de la médecine et dans la conception morale et moderne de la société. Ainsi, dans le monde hellène mythologique, jusqu'au VIIe siècle av. J.-C. environ, la douleur était une punition des dieux, un effet de la magie. Représentée souvent par une flèche, elle s'inscrit alors dans les récits de la mythologie. Par la suite, l'avènement du monde antique transforma et complexifia l'interprétation de la douleur. Dans la tradition homérique (750 av. J.-C.), la douleur est associée au combat militaire (ainsi que l'illustrent l'*Iliade* et l'*Odyssée*), et se présente par conséquent sous un caractère aigu, violent, nociceptif, et le plus souvent consécutif à la blessure d'une flèche, d'une épée ou d'un javelot. La *tragédie,* quant à elle, est plus centrée sur la *souffrance morale* et *la douleur chronique*. La tragédie prend vie, car les Grecs ont pris conscience du silence des dieux. Le ciel est devenu muet. À cette époque, la douleur prend un sens physique et moral alors que, pendant ce temps, Clisthène fonde la démocratie athénienne, que Socrate ouvre la voie à la philosophie et que Sophocle et Euripide rendent le monde « tragique » et donc, « douloureux ». L'Homme se retrouve seul face à ses désirs, ses passions et ses souffrances, et la douleur qui en résulte n'est autre que l'expression du *tragique* de Sophocle. Il faut attendre l'avènement de la médecine grecque, inscrite dans le culte d'Apollon (dieu de la lumière des arts et de la divination) pour voir l'humain se substituer aux dieux dans la prise en charge de la souffrance physique et donc de la douleur. Tout vient d'Asclépios — Esculape pour les

Romains — demi-dieu et fils d'Apollon : il réussit quelques résurrections de morts en utilisant les vertus du sang de Méduse tuée par Persée. Zeus très en colère devant ce jeune homme qui usurpe le pouvoir thérapeutique suprême le foudroie. Un culte lui est alors dédié et les prêtres guérisseurs deviennent alors les « Asclépiades ». Hippocrate (460-377 av. JC) descendant direct d'Esculape (17e du nom et d'une dynastie de l'île de Cos), dès sa formation faite, part à Athènes et devient l'élève du sophiste Gorgias. Il obtient la citoyenneté athénienne après avoir stoppé une épidémie de peste en mettant le feu aux garrigues alentour. Hippocrate élabore le *Corpus hippocratum* avec deux objectifs principaux : d'abord ne pas nuire au malade, le fameux « primum non nocere », ensuite renforcer les processus thérapeutiques naturels. Il dégage la médecine des légendes et de la mythologie, de la magie et de la sorcellerie et dans une moindre mesure, de la philosophie (il est aussi l'héritier d'Empédocle), en restaurant la maladie comme un processus naturel et non plus comme un châtiment des dieux. Ainsi, pour les philosophes naturalistes puis Hippocrate, les quatre éléments fondamentaux entrent dans la composition du corps humain (le feu, l'eau, la terre et l'air) sur lesquels se plaquent quatre caractères (le chaud, le froid, le sec et l'humide) et quatre humeurs (le sang, la lymphe ou phlegme, la bile jaune et la bile noire ou l'atrabile). L'homme est malade lorsqu'une de ces humeurs est trop abondante ou se trouve altérée. Hippocrate inspire aussi les stoïciens par son célèbre « Tout conspire », la conspiration n'est pas ici synonyme de complot, mais d'union étroite entre l'homme et la nature, l'homme et le cosmos. L'univers est un gigantesque animal. Une sympathie unit les hommes à l'univers entier et Leibniz reprendra à son compte cette formule. Pour Hippocrate, la douleur ne sera autre que l'expression de ce désordre. Quant à la philosophie de l'époque, elle s'intéressera de plus près aux interprétations morales, spirituelles et cognitives de la douleur. Tout d'abord, on peut résumer les choses de façon simpliste en disant que, pour la plupart des philosophes grecs, d'Aristote à Sénèque, la souffrance est considérée comme inutile. La perspective judéo-chrétienne sera d'ailleurs tout autre : la douleur, considérée comme la sanction d'une faute, va devenir rédemptrice, fixatrice d'une mémoire morale…

Socrate ouvre la voie en cherchant à déterminer quelle doit être la part des plaisirs dans une vie heureuse : il faut les rencontrer, là où ils résident, dans leur existence, pour obtenir une idée claire sans les confondre avec autre chose qu'eux. Son élève, Platon, rapportera ainsi les propos de Socrate : « Quelle étrange chose, mes amis, paraît être ce qu'on appelle le plaisir et quel singulier rapport il a naturellement avec ce qui passe pour être son contraire, la douleur ! Qu'on poursuive l'un et qu'on l'attrape, on est presque toujours contraint d'attraper l'autre aussi… C'est ce qui m'arrive puisqu'après la douleur que la chaîne me causait à la jambe je sens venir le plaisir qui la suit. »

Lorsqu'il est question des maux de tête du jeune Charmide dans le *Dialogue*, Platon écrit : « C'est dans l'âme en effet que pour le corps et pour tout l'homme, les maux et les biens ont leurs points de départ. » Platon a l'intuition de l'origine psychique des céphalées de tension et ouvre ainsi la voie à une médecine psychosomatique. Le *plaisir* ne consistant que dans *l'absence de la douleur*, on ne peut éprouver de plaisir sans connaître la douleur ; ce sont deux ennemis, et l'on ne peut pourtant avoir l'un sans l'autre. Enfin, Aristote (384-322 av. J.-C.) lui-même élève de Platon, inventorie, répertorie tout ce qu'il peut observer de la nature et de la vie. Quand Platon décollait rapidement de la réalité, pour s'intéresser aux hautes sphères de la pensée, Aristote, lui, reste un fidèle, méticuleux et génial observateur de notre planète, de la vie minérale et organique. L'Homme n'est « ni dieu ni bête ». Il définit la douleur comme une *émotion*, la « passion de l'âme » et en situe le siège dans le cœur. Cette conception hédoniste inspira dans une apparente contradiction le mouvement des épicuriens.

Épicure (341-270 av. J.-C.) considère que la vie de l'Homme est mue par la recherche du plaisir. Pour un épicurien, l'ataraxie (sérénité), passe par un choix rigoureux des plaisirs. Pour parvenir à l'ataraxie, Épicure privilégie les plaisirs naturels et nécessaires et il élimine quatre craintes fondamentales : la crainte des dieux, de la mort, du chagrin et de la douleur. La douleur est le plus grand mal, mais on peut cependant la négliger, car elle est brève lorsqu'elle est intense. Elle procure donc moins de déplaisir qu'une souffrance continue. Les épicuriens considèrent que toute sensation pénible est suivie d'une sensation agréable. La douleur est de ce fait relative et n'atteint jamais la totalité du corps comme l'illustre l'exemple de Philoctète : une blessure ancienne d'un pied transpercé par une flèche, entraînant des douleurs paroxystiques atroces. Le brave Philoctète refuse de se plaindre : « Je meurs, ô fils, et je ne puis vous cacher mon mal. Hélas ! Il me pénètre, il me pénètre ! Malheureux, ô malheureux ! Je meurs, enfant, je suis dévoré. Hélas ! Je t'en conjure par les dieux, ô fils, si tu as une épée en mains, coupe le bout de mon pied ! Coupe très promptement. N'épargne pas ma vie, va, je t'en supplie, ô fils ! » Pour Épicure la mort n'est rien, ou plutôt n'est rien d'autre que la fin de l'existence au sens physique du terme. Dépourvu de la conscience et de l'affect, l'homme ne peut en être affecté. Puisqu'après la mort il n'y a rien, ni vie ni souffrance, nous pouvons ainsi nous libérer de l'angoisse qu'elle procure, et vivre l'instant présent le plus intensément possible : *Carpe diem quam minimum credula postero*. En français : « Cueille le jour présent sans te soucier du lendemain. » Pour éviter la plupart des douleurs, il suffirait donc de se fier à mère Nature, c'est-à-dire écouter les besoins du corps et ne pas désirer au-delà, et Épicure nous dit d'accomplir tous les actes de la vie quotidienne en fonction d'un but unique : la poursuite du bonheur. Cette idée sera reprise plus tard par Spinoza dans l'*Éthique*. Ainsi s'ouvre la perspective du traitement de la souffrance, et donc de la douleur, par une approche pragmatique, celle utilisée du reste dans les thérapies cognitives-comportementales.

Pour les stoïciens (Épictète, Marc Aurèle, Plotin, saint Augustin) le monde ou cosmos est un tout vivant, organisé, où l'enchaînement des événements est déterminé par la raison cosmique (logos). La sagesse consiste donc à atteindre une harmonie avec la nature, harmonie qui passe par l'acceptation de l'ordre du monde, ce qui suggère qu'il en soit ainsi autant pour le bien que pour le mal qu'il procure. Cet *amor fati*, amour du destin, s'avère possible, car l'homme est doué d'une raison qui lui permet d'interpréter correctement les événements et de les vouloir tels qu'ils sont. Pour les stoïciens, la douleur n'est pas un mal, le pire est la honte, le bonheur est dans la vertu. Le stoïcien ne se résigne pas, il *coopère* avec le destin et accepte la douleur comme une nécessité. C'est la raison pour laquelle la douleur chez les stoïciens est d'abord une affaire d'endurance, et ce n'est pas tant la sensation que l'interprétation cognitive que l'on en fait qui importe : *Apekou kai anekou* ! (Supporte et abstiens-toi !) Dans une certaine mesure on peut y voir du déni de la douleur, celui-là même que l'on retrouve dans la philosophie chinoise de Mencius (Mengzi), représentant important de l'école confucianiste. Si stoïciens et épicuriens n'abdiquent pas devant la douleur, ils s'opposent donc néanmoins sur la façon d'en tirer quelque enseignement dans la poursuite du bonheur. Si la vertu conduit au bonheur pour les uns et le bonheur mène à la vertu pour les autres, dans les deux cas, la souffrance se trouve, par contraste, au rendez-vous de cette quête, quel que soit l'ordre dans laquelle on la considère. Poussé à son paroxysme, on peut dire que le sage est encore heureux sous la torture ! Mais quoi qu'en dise Épicure, il est bien difficile d'accepter la douleur comme un sas nécessaire à l'appréciation du bonheur, et ce pour une raison simple : la douleur fait du mal, et par conséquent, elle ne peut être vécue comme positive que dès lors qu'elle disparaît, et de ce point de vue, elle doit être combattue et non acceptée. On peut même facilement adhérer à la thèse de Cicéron (livre II des *Tusculanes*) qui soutient que refuser l'existence de la douleur reviendrait à nier les vertus de courage et de patience. La douleur est une colère, et c'est bien cela qui nous fait grimacer.

Si j'ai pris le temps de me référer ici au berceau de la philosophie moderne, c'est qu'elle est, de mon point de vue, fondatrice de la construction de l'être vivant dans son écosystème, et dans sa nature profonde : un corps et un esprit. Le premier exulte, jouit de l'existence, crie, pleure, souffre, le second interprète, au sens émotionnel du terme, le premier. À moins d'être *sceptique* comme Pyrrhon d'Élis, on ne peut considérer que rien n'existe vraiment, ni beau, ni lait, ni juste, ni injuste, et que l'on peut douter de tout, y compris de la souffrance. (Diogène Laërce, *Vie, doctrines et sentences des philosophes illustres*). Ce doute *suspensif* conduirait, dans ce cas, à ne pouvoir mesurer ni la souffrance ni la douleur, jusqu'à en nier la définition même, ce qui d'un point de vue médical serait une ineptie. Or notre cerveau est guidé par sa volonté et son apprentissage, la construction de l'esprit critique et de l'analyse émotionnelle. Si bien que, quel que soit le point de vue dans lequel on se place, celui d'Épicure ou d'Épictète, la douleur est une réalité que l'on doit à la fois combattre pour limiter la souffrance qu'elle génère et accepter pour trouver l'endurance et le courage nécessaire à la terrasser. C'est un peu le même principe qui guide la joie de l'alpiniste contemplant la vue au sommet de la montagne qu'il a gravie après tant d'efforts et de souffrance. C'est là toute l'ambivalence de sa prise en charge : accepter, c'est-à-dire reconnaître sa propre douleur comme telle, l'interpréter, l'accepter, et en même temps la traiter, et donc soulager, ce qui implicitement conduit à apprécier le bonheur de ne plus souffrir. Le médecin, dont le rôle existentiel est de soigner, ne peut faire abstraction de ce que représentent la maladie, la souffrance et la douleur d'un point de vue philosophique, c'est-à-dire l'expression morale et sociétale que tous trois induisent. Si Hippocrate tenta avec un certain succès de séparer la philosophie de la médecine, c'est-à-dire de la science, je crois fondamentalement qu'*in fine* toutes deux sont indissociables. Face à un problème, une question, la science essaie de répondre par une solution unique, un algorithme de pensée logique et vérifiable. Face à une question, la philosophie répond par plusieurs éclairages visant à caresser la vérité sans jamais l'appréhender tout à fait. Les deux angles ne s'opposent pas, ils forment un sextile synergique, le premier en apportant la certitude de la science, le second l'humilité de l'âme. C'est la raison pour laquelle la douleur, maîtresse des oracles de notre corps malade, est par essence l'expression obscure de notre sensibilité au sens sensitif et émotionnel du terme. Sa prise en charge est une affaire parfois complexe, au point qu'aujourd'hui, la médecine la reconnaît comme une spécialité à part entière. C'est pourquoi en France, dès la fin des années quatre-vingt-dix, les hôpitaux se sont dotés de centres d'accueil pour la prise en charge de la douleur, dont celui de Poitiers qui fut, en 1998, un des premiers à être ouvert.

Hôpital Georges-Pompidou, Paris, septembre 2025

Pochette verte dans la case « salle d'attente violette »…

— Tiens, ça, c'est une femme de 35 ans qui vient pour des céphalées. Je te l'ai mise en salle d'attente. Vraisemblablement une crise de migraine, elle est suivie pour cela à Larib (Lariboisière), me dit le MAO en glissant les feuillets dans son réceptacle.

Je fais un signe de la tête pour accuser réception. Il y a, ce jour-là, une affluence particulièrement importante aux urgences de l'HEGP, et la salle d'attente du circuit long, nommée « salle violette » (curieusement je n'y ai jamais vraiment vu cette couleur comme dominante), est pleine à craquer. Il y a, dans le casier correspondant à ces patients qui patientent, plusieurs dossiers qui s'accumulent, avec des délais d'attente qui commencent à avoisiner les 60 minutes. Je stimule un peu les internes et les externes… Je me lève et prends une série de dossiers afin de les répartir entre eux.

— Allez, allez ! il faut qu'on se bouge. Tiens pour toi, celui-là pour toi… Moi je vais voir ce monsieur et puis cette jeune femme pour sa migraine…

Je me rends dans la salle d'attente et appelle successivement l'un et l'autre. Arrive le tour de Mme Cécile F., une grande femme aux cheveux blonds, qui se tient la tête entre ses deux mains en grimaçant. Elle ferme les yeux et gémit de douleur.

— Bonjour Madame, venez avec moi, on va s'installer dans la salle d'examen, juste à côté, lui dis-je en lui posant une main sur son épaule.

— Que j'ai mal, fit-elle en se levant.

— À quelle heure ça a commencé, lui demandais-je en la faisant allonger sur le brancard.

— Je ne sais plus. Il y a bien deux heures. J'étais au travail, et cela m'a pris comme d'habitude : j'ai eu d'abord des petits flashs devant les yeux, comme des éclairs, et puis surtout mal au cœur… Après c'est venu, là, sur tout le côté droit. C'est horrible, ça me lance et puis ça fait comme des coups de poignard, décrivit-elle, faisant un signe de va-et-vient avec son poing fermé.

— Vous faites quoi comme travail ?

— Je suis contrôleuse de gestion.

— Et vous en faites régulièrement des crises comme cela ?

— Moins qu'avant, mais disons une fois par mois. Mais là, malgré le médicament, ça ne passe pas.

— Vous prenez quoi ?

Je prends ça, me dit-elle en me montrant un blister de rizatriptan (un médicament de la famille des « triptans » habituellement donné dans le traitement de la crise de migraine). J'ai pris un comprimé dès le début de la crise… D'habitude ça me calme, mais là… Et puis la lumière me fait mal aux yeux… Pfff ! soupira-t-elle.

— Vous avez d'autres antécédents, vous prenez d'autres traitements ?

— Non rien. Une césarienne il y a deux ans pour l'accouchement de mon petit garçon, et puis sinon une fracture du poignet quand j'étais petite… Mais je prends rien d'autre que le médicament qu'on m'a prescrit à Lariboisière.

— C'est là où vous êtes suivie pour vos crises de migraine c'est bien cela ?

— Oui c'est cela.

Je commençai à réunir les éléments du diagnostic tout en pratiquant un examen neurologique complet, le principal écueil chez un patient connu comme étant migraineux est de passer à côté d'autre chose susceptible de s'accompagner de céphalées, notamment une cause infectieuse ou vasculaire intracérébrale. En l'occurrence, cette patiente réunissait à peu près tous les critères qui caractérisent la crise de migraine : céphalées unilatérales pulsatiles apparues après des troubles visuels (ce que l'on appelle une aura), déclenchées par une fatigue consécutive à une mauvaise nuit, connue et suivie pour cela, sans autres antécédents particuliers, crise identique aux précédentes conduisant à l'autodiagnostic et à la prise d'un triptan par la patiente, nausées et photophobie (gêne provoquée par la lumière). Surtout, l'examen neurologique ne montrait aucun déficit moteur ou sensitif, la nuque était souple, pas de fièvre, et le reste de l'examen strictement normal. La seule particularité de cette crise, par rapport aux autres, était qu'elle avait résisté au traitement habituel. Je l'installai dans un box, au calme dans la pénombre, et rejoignis mon poste pour entamer les prescriptions. En pareille circonstance, lorsque le ou la patiente a déjà pris un traitement (en l'occurrence ici un triptan) et que la crise ne cède pas, le protocole est assez standard : outre le repos, on commence par calmer la nausée (en général par du métoclopramide en I.V.) et un tranquillisant (le clorazepate est souvent préféré) également par voie veineuse. Ensuite on réévalue la situation, et si la crise persiste, l'administration de 100 mg de kétoprofène permet le plus souvent de venir à bout de celle-ci. Ce fut le cas pour Cécile qui avoua « revivre » une fois la perfusion de l'anti-inflammatoire terminée.

— Ça va mieux ? demandais-je en entrouvrant la porte. Par rapport à tout à l'heure vous vous situez comment sur l'échelle de la douleur ?

— Bah, deux trois. J'ai quasiment plus mal !

La réponse de cette patiente illustre ce que nous avons vu plus haut. L'anxiété et la peur générées par une douleur intense, font naturellement évaluer celle-ci par le patient à l'extrémité de l'échelle de la douleur : en général au moins

8, 9 ou 10. Curieusement, quand bien même ils n'ont plus mal, les patients qui ont vécu une crise intense et prolongée gardent souvent dans leur auto-évaluation un « reliquat » de perception, généralement inférieur à 4. C'est probablement par crainte de voir celle-ci revenir, peut-être pour conjurer le sort, que l'on garde le souvenir de cette douleur fantôme, comme si elle était encore présente.

La fréquence et la distribution de la migraine sont bien connues en France. D'après la Fédération française de neurologie, la prévalence de la migraine a ainsi pu être estimée à près de 15 % de la population adulte avec une prédominance féminine (environ deux femmes pour un homme). Même si elle peut affecter les enfants et les sujets âgés, la migraine est majoritairement expressive pour la tranche d'âge entre 20 et 50 ans avec un pic entre 35 et 39 ans. Du fait de sa grande prévalence et du retentissement qu'elle induit, la migraine est classée par l'Organisation mondiale de la santé (OMS) parmi les vingt maladies ayant le plus fort impact sociétal, et elle se hisse même à la neuvième place si l'on ne considère que la population féminine. Ainsi, en France, près de 20 millions de journées de travail sont perdues à cause de la migraine et les dépenses de santé causées annuellement par cette dernière sont de près de 3 milliards d'euros, les deux tiers de ces coûts directs étant supportés par les 3 % des sujets de la population migraineuse et chez qui la migraine s'est transformée en céphalée chronique quotidienne (CCQ). Elle représente donc un enjeu de santé publique important.

La classification internationale des céphalées propose des critères diagnostiques qui permettent de la distinguer cliniquement des céphalées communes telles que les céphalées de tension. Il existe schématiquement deux types de formes cliniques : la migraine sans aura et la migraine avec aura. La première (80 % des crises migraineuses) se traduit par la répétition de crises (au moins 5) durant 4 à 72 heures sans traitement. Au cours de ces crises, la céphalée est souvent unilatérale, de tonalité pulsatile, d'intensité modérée à sévère et qui s'aggrave avec les activités physiques de routine ou entraîne l'évitement de ces dernières. Cette douleur peut s'accompagner d'autres symptômes et notamment d'une hyperesthésie sensorielle avec une gêne au bruit (phonophobie), à la lumière (photophobie), aux odeurs (osmophobie), et de troubles digestifs à type de nausées/vomissements. La migraine avec aura (20 % des crises) se caractérise par des signes neurologiques, le plus souvent visuels, transitoires (moins de 60 min), qui précèdent le plus souvent la céphalée. Dans ce contexte, à moins d'un doute sur un diagnostic différentiel du fait d'un contexte particulier, le diagnostic de migraine est essentiellement clinique. À l'inverse du mécanisme classique des douleurs nociceptives, celui de la migraine est un peu particulier, et repose sur un désordre vasculaire (en l'occurrence le système trigémino-vasculaire) qui est un des systèmes assurant le tonus neuro-vasculaire. Pour des raisons encore mal comprises, ce système se retrouve en hyperactivation, causant une réaction vasculaire des vaisseaux des méninges enveloppant le cerveau (vasodilatation), et donc un processus inflammatoire qui en résulte. C'est sur la base de ce mécanisme que fonctionnent les « triptans » (action vasculaire), et que les anti-inflammatoires peuvent être d'une aide précieuse. Enfin, il faut savoir que la répétition des crises qui caractérise la maladie migraineuse résulte d'un défaut de l'excitabilité cérébrale qui est d'origine génétique (une quarantaine de gènes connus) et qui rend le migraineux plus vulnérable à de multiples facteurs déclenchant celles-ci. Ces facteurs se caractérisent par un changement d'état (variation émotionnelle, variation de l'activité physique, variation du volume de sommeil, chute en estrogènes expliquant la crise survenant au moment des menstruations, facteurs alimentaires ou au contraire sauts de repas…).

Quoi qu'il en soit, la crise migraineuse est dominée par la douleur, parfois rebelle au traitement, et elle est une bonne illustration de l'impact sensoriel et cognitif du processus douloureux. À cet égard, elle est aussi relativement sensible aux éléments thérapeutiques non médicamenteux (comme le repos, l'obscurité, la diminution de l'anxiété) qui doivent faire partie de la prise en charge. Du reste, et en général, il ne faut jamais sous-estimer l'impact positif de la rassurance, et je dirais même dans une certaine mesure, de l'effet placebo dans le traitement de la douleur. Souvenez-vous, il y a longtemps, alors petit, quand vous étiez tombé de vélo et que vous vous étiez fait mal au genou : on avait mis un peu de mercurochrome pour nettoyer tout cela, puis, bienveillante, votre mère avait soufflé dessus en prétendant « faire la magie ». Les pleurs du mal avaient aussitôt cessé…

17 — La mort de la mort

« Cette lourdeur du corps dont l'âme se déleste »
Jean Cocteau

La mort est présente aux urgences, comme elle est présente dans la pleine conscience de notre existence. Elle rôde, parfois elle se manifeste et puis disparaît pour ne revenir que dès lors que le terreau de l'impuissance médicale refait surface. Mais notre métier consistant à la combattre, et compte tenu des moyens fantastiques dont disposent la médecine moderne et notre système de soins, nous y sommes, au moins statistiquement, relativement peu exposés. C'est la raison pour laquelle je n'ai pas souhaité traiter ce sujet à partir d'un cas réel. Pour autant, il m'a semblé nécessaire de l'évoquer sous un angle scientifique et philosophique.

Si, pour Xavier Bichat, « la vie est l'ensemble des fonctions qui résistent à la mort », définir la mort comme l'opposition à la vie n'a pas de sens. La mort s'oppose à la naissance, pas à la vie, car il n'y a pas de vie sans mort. Paradoxalement, d'un point de vue scientifique, on est bien obligé de définir la mort comme un état par rapport à un autre. C'est en tout cas par cette approche que l'Organisation mondiale de la santé (OMS) définit la mort comme « la disparition permanente et irréversible de la capacité de conscience et de toutes les fonctions du tronc cérébral ». Par conséquent, l'arrêt complet des fonctions cardio-respiratoires est une condition nécessaire à ce résultat, mais ne définit pas l'état de mort en tant que tel. C'est de cette distinction subtile que sont nées, après les années 1950, trois notions qui ont révolutionné la prise en charge des patients frappés d'un accident médical ou traumatique entraînant un arrêt cardio-respiratoire : la première, et c'est là un progrès majeur de la réanimation, est la possibilité sinon de restaurer, en tous les cas de maintenir sous assistance cardio-respiratoire ces patients pour espérer limiter les conséquences funestes de l'ischémie sur le cerveau, et ainsi de « se donner du temps » pour soigner la cause de l'accident. La seconde, c'est par la dissociation des « fonctions cardio-respiratoires et métaboliques » de l'état de mort cérébrale, la possibilité de prélever des organes et ainsi, par la greffe de ces derniers, de sauver d'autres vies. La troisième, c'est la meilleure compréhension des éléments qui guident les soins palliatifs et l'accompagnement de la fin de vie.

Dans un article publié dans *Médecine & Sciences* (vol. 36, numéro 12, 2020), Philippe Charlier rappelle une notion souvent méconnue, y compris des médecins eux-mêmes :

« Les récents travaux de Dreier *et al.*, Charité-Universitätsmedizin à Berlin, Allemagne, ont montré que la mort ne survient pas en un coup brutal : entre le moment de l'arrêt cardiaque définitif et l'arrêt total de l'activité cérébrale, environ dix minutes s'écoulent, marquées par un “tsunami électrique cérébral”. Plutôt que l'extinction progressive de l'activité neuronale qu'on imaginait, c'est plus d'une vague électrique dont il s'agit, sorte de dernier feu d'artifice obéissant à une chronologie stéréotypée chez les patients observés en train de mourir. »

Ces travaux ont étayé la synchronicité des facteurs conduisant à la mort cérébrale, seul critère physiopathologique définissant l'irréversibilité de cet état. C'est également à partir de ce constat de mort cérébrale progressive que quelques auteurs en ont déduit que les « flashs » ou les « visions » que certaines personnes décrivent en état de mort imminente (EMI) pouvaient être dus au relargage de substances « pseudo-hallucinogènes » contenues dans les corps neuronaux.

Quoi qu'il en soit, et indépendamment du processus physiologique initial, la mort est et reste une déconnexion irréversible du monde réel, celui dont nous avons conscience en tant que « vivant ». L'essentiel, si j'ose dire, est que ce passage n'engendre pas de souffrance, et c'est là aussi le rôle de la médecine tel qu'il est exprimé dans la loi du 22 avril 2005 (dite loi Claeys-Leonetti).

Pour le commun des mortels, la mort n'est pas une perspective très heureuse, et nous sommes nombreux à souhaiter que ce soit, selon la formule consacrée, « le plus tard possible ». Derrière cette formule, il y a un double sens qui me paraît amusant de souligner. Le premier, c'est l'acceptation implicite que c'est inévitable, puisqu'on la souhaite le plus tard possible. Le second, c'est de retarder l'échéance de cette finitude, ou plutôt, de souhaiter que les progrès de la médecine nous permettent d'espérer vivre encore plus longtemps et si possible en bonne santé. Par conséquent, ce vœu renvoie aux questions suivantes : jusqu'où pouvons-nous repousser les limites du vieillissement ? À quel point peut-on réparer le corps malade, épuisé de sa propre vie ? Comprendra-t-on un jour les mécanismes profonds qui régissent le développement des *cellules sénescentes*, celles-là mêmes qui sont la cause de l'obsolescence programmée de nos organes ? Depuis une vingtaine d'années, de nombreuses publications scientifiques et ouvrages, font le point sur l'état d'avancement de nos connaissances sur ce sujet. Si bien que la science s'est emparée progressivement du concept épicurien et philosophique de la « mort de la mort », jusqu'à en faire un slogan à l'instar du titre du livre de Laurent Alexandre publié en 2011 (Éditions Jean-Claude Lattès). Malgré les connaissances scientifiques issues des travaux de recherche, en particulier sur la génétique du corps humain et sur les causes originelles des désordres métaboliques à l'origine du vieillissement, on ne peut pas dire que, pour le moment, la médecine dispose d'autre chose que ce qu'elle a toujours proposé : prévenir les facteurs de risques de la maladie, et soigner celle-ci lorsqu'elle se déclare. C'est déjà pas mal me direz-vous, mais l'être humain vieillit, ses organes se dérèglent, ses fonctions sensorielles s'éteignent peu à peu, le cerveau continue de perdre des millions de neurones chaque année qui passe, et dans le meilleur des cas, on peut espérer égaler le record des différents doyens et doyennes de l'humanité qui se sont succédé, c'est-à-dire 110-120 ans d'existence sur terre. Est-ce souhaitable, je ne sais pas, car il est évident qu'immédiatement après la formule « et le plus tard possible », il convient d'ajouter « et si possible en bonne santé ! ». Et c'est là toute l'ambiguïté de cette quête de la mort de la mort : le réel défi n'est pas tant de repousser la mort à l'infini, ce qui ferait sans doute perdre le sens de la vie, mais plutôt de faire en sorte que les conditions du vieillissement soient dignes et nous préservent une certaine autonomie. Je considère, pour ma part, que le rôle de la science est de s'occuper d'abord de cela, plutôt que, comme le suggère Laurent Alexandre, de nous procurer une espérance de vie « augmentée », et de nous servir sur un plateau une conception chimérique de notre propre existence.

C'est la raison pour laquelle je préfère laisser aux philosophes, et à Épicure en particulier, la paternité du concept de « la mort de la mort ». Voici ce qu'il écrit dans sa *Lettre à Ménécée* :

« Familiarise-toi avec l'idée que la mort n'est rien pour nous, car tout mal réside dans la sensation ; or la mort est la privation complète de cette dernière. Cette connaissance certaine que la mort n'est rien pour nous a pour conséquence que nous apprécions mieux les joies que nous offre la vie éphémère, parce qu'elle n'y ajoute pas une durée illimitée, mais nous ôte au contraire le désir d'immortalité. En effet, il n'y a plus d'effroi dans la vie de celui qui a réellement compris que la mort n'a rien d'effrayant. Il faut considérer comme un sot celui qui dit que nous craignons la mort, non pas parce qu'elle nous afflige quand elle arrive, mais parce que nous souffrons déjà à l'idée qu'elle arrivera un jour. Car si une chose ne nous cause aucun trouble par sa présence, l'inquiétude qui est attachée à son attente est sans fondement. Ainsi, celui des maux qui fait le plus frémir n'est rien pour nous, puisque, tant que nous existons, la mort n'est pas, et quand la mort est là nous ne sommes plus. La mort n'a, par conséquent, aucun rapport ni avec les vivants ni avec les morts, étant donné qu'elle n'est rien pour les premiers et que les derniers ne sont plus. »

Conclusion irréfutable : la mort est la mort de la mort. Ce qui est intéressant, c'est qu'on retrouve dans la lettre qu'Épicure écrit à Ménécée la même idée que celle que la science martèle : la mort est bien l'état à partir duquel le cerveau, détruit par l'arrêt des fonctions cardio-respiratoires, ou plongé dans un coma (pathologique ou artificiel), n'a plus la conscience de lui-même. Dès lors, l'absence de « sensation » propre à notre existence réduit à néant et la souffrance et la crainte de la finitude, dont Épicure considère par ailleurs qu'elle n'a pas de sens. L'absence de conscience est donc la clé qui ouvre la porte vers le néant pour les athées, et l'espérance pour les croyants. À cet égard, il est intéressant de constater que le dénominateur commun à toutes les religions est qu'en présentant l'image d'une « vie après la mort », elles apportent à celles et ceux qui « espèrent » une défense et une rassurance contre l'idée de finitude. « Envisagée de ce point de vue, la religion est une réaction défensive de la nature contre la représentation, par l'intelligence, de l'inévitabilité de la mort. » (Bergson, *Les deux sources de la morale et de la religion*)

C'est dans cette perspective que la médecine entre « en compétition » avec la croyance religieuse dans la mesure où elle propose une alternative à l'espérance de « la vie après la vie » : celle de ne pas mourir. De ce point de vue, notre rôle, à nous médecins, est de permettre à tous les patients, a fortiori s'ils sont atteints de pathologies graves ou de pathologies mettant en jeu le pronostic vital, de se projeter dans la continuité de la vie, même si les chances sont faibles, et non dans celle de mourir.

Ce combat pour la vie est une bataille dont chacun peut ressortir victorieux, quand bien même nous sommes conscients que nous perdrons un jour la guerre.

Et l'idée que nous la perdrons un jour doit nous faire aimer la vie, plus que tout.

Table des matières

Structures éditoriales du groupe L'Harmattan

L'Harmattan Italie
Via degli Artisti, 15
10124 Torino
harmattan.italia@gmail.com

L'Harmattan Hongrie
Kossuth l. u. 14-16.
1053 Budapest
harmattan@harmattan.hu

L'Harmattan Sénégal
10 VDN SICAP AMITIE 3
BP 45034 Dakar-Fann
direction@senharmattan.com

L'Harmattan Cameroun
Tsinga/Derrière polyclinique FECAFOOT
BP 11486 Yaoundé
Jacques.koukam@harmattan.fr

L'Harmattan Burkina Faso
Villa 281, secteur 23 623, rue 14.32
Ouagadougou
zagbie@outlook.fr

L'Harmattan Guinée
Almamya, rue KA 028 OKB Agency
BP 3470 Conakry
harmattanguinee@yahoo.fr

L'Harmattan RDC
185, avenue Nyangwe
Commune de Lingwala – Kinshasa
matangilamusadila@yahoo.fr

L'Harmattan Congo
219, avenue Nelson Mandela
BP 2874 Brazzaville
deunovmikhael@gmail.com

L'Harmattan Mali
Immeuble Mgr Jean Marie Cissé
Aci Hamadallaye
BP 145 Bamako
syllaka@yahoo.fr

L'Harmattan Togo
Djidjole – Maison Amela
face EPP BATOME
02 BP 20680 Lomé
didieramela11@gmail.com

L'Harmattan Côte d'Ivoire
Résidence Karl – Cité des Arts
Abidjan-Cocody
03 BP 1588 Abidjan
harmattan.ivoire@gmail.com

L'Harmattan Bénin
Rue 604, (Immeuble à l'entrée
de la rue UCAO- Cite de Saint-Jean)
Cotonou
stepcorpus@gmail.com

Nos librairies en France

Librairie internationale
16, rue des Écoles
75005 Paris
librairie.internationale@harmattan.fr
01 40 46 79 11
www.librairieharmattan.com

Librairie des savoirs
21, rue des Écoles
75005 Paris
librairie.sh@harmattan.fr
01 46 34 13 71
www.librairieharmattansh.com

www.ingramcontent.com/pod-product-compliance
Lightning Source LLC
LaVergne TN
LVHW011014061026
849535LV00006B/1872
* 9 7 8 2 3 3 6 5 8 3 6 4 8 *